환자 안전 FMEA: 기본 개념과 활용

Failure Mode and Effects Analysis

원서 제목은 《シリーズ　医療安全確保の考え方と手法2　FMEAの基礎知識と活用事例　第3版 [演習問題付き]》(의료 안전 보건의 개념과 방법 시리즈 2, FMEA의 기초 지식과 활용 사례 제3판 [연습 문제 포함])》이며, "シリーズ 医療安全確保の考え方と手法(의료 안전 확보 개념과 방법 시리즈)" 중 한 권으로, 일본규격협회에서 출판되었습니다. 이번에 한국에서 번역·출판하면서 일본규격협회로부터 승인을 받아 "의료사고 예방 솔루션" 시리즈 중 한 권으로서 제목을 변경하여 발행하지만, 원서의 내용은 일체 변경·추가하지 않았습니다.

Originally published as "Series Iryou anzen kakuho no kangaekata to shuhou 2, FMEA no kisochisiki to katuyou jirei, The 3rd edition" by Japanese Standards Association. Tokyo, Japan. © 2014 by Shuhei Iida, et al.
Korean translation rights arranged with Japanese Standards Association through CREEK&RIVER Co., Ltd. and Eric Yang Agency, Inc.

의료사고 예방 솔루션 3

환자 안전 FMEA: 기본 개념과 활용
Failure Mode and Effects Analysis

공익재단법인 도쿄의료보건협회
네리마 종합병원·의료질향상연구소
이이다 슈헤이 대표저자 | 야나가와 다츠오·가네우치 사치코 공저

이상일·이민자 옮김

메디캠퍼스

일러두기

이 책에 언급된 의료 전문 지식과 용어, 계산법, 의료 상황에 대한 내용들에 대해서는 출판된 시점에서 최신 정보를 바탕으로 최선의 노력을 기울였습니다. 그러나 의학과 의료 분야는 빠르게 발전하고 있으며 수시로 정보가 업데이트되기에 책에 수록된 모든 내용이 완벽하게 들어맞는다고 단언하기는 어렵습니다. 따라서, 이 책을 활용하고자 하는 독자는 책의 내용에 대해 좀 더 세심한 주의를 기울여주시기를 부탁드립니다.

옮기고 나서

이 책이 다루고 있는 Failure Mode and Effect Analysis(FMEA)는 대한산업공학회가 2001년에 발간한 《산업공학 용어 사전》에 '고장유형 및 영향 분석'으로 번역되어 있기에, 이 책에서도 이 용어를 그대로 사용했다. 이 사전에서는 고장유형 및 영향 분석을 '시스템의 고장을 유형별로 분류하고, 각 고장이 시스템에 끼치는 영향을 분석하는 작업'으로 정의했다. 이 분석 방법은 1949년 미국 국방성이 최초로 이에 관한 수행절차서를 작성했고, 1960년대에는 미국 항공우주국(NASA)이 유사한 기법을 사용했으며, 그 이후 제조업 분야로도 적용 범위가 확대된 것으로 알려져 있다. 이러한 이유 때문에 사용하는 용어들이 서비스 분야, 특히 의료 분야에 상당히 어색한 느낌을 주고 있다. 그러나 학문 분야 간 용어의 통일을 기하기 위해, 기존에 널리 사용되고 있는 보편적인 용어가 있는 경우에는 가능하면 그 용어를 따르기로 했다.

최근 환자 안전에 대한 관심이 증가하면서, 우리나라 의료기관들도 환자 안전에 관한 위험 분석에 눈을 돌리고 있다. 외국의 경우 의료기관에서의 위험 분석 방법으로 사건·사고가 발생한 이후에 그 원인을 분석하는 근본원인 분석(root cause analysis)과 함께, 사건·사고가 발생하기 이전에 진료 과정상의 위험 요소를 발견하여 그에 대한 개선 방법을 찾는 고장유형 및 영향 분석(FMEA)을 주로 사용하고 있다. 우리나라에서도 이러한 분석 방법들을 학술 대회와 연수 강좌 등을 통하여 소개한 바 있으나, 의료기관에서 실무에 참고할 만한 우리 글로 된 문헌들이 마땅치 않았다. 그중 보건의료 분야에서의 근본원인 분석에 대해서는 그간 몇 권의 외국 서적이 번역·출판되었으나, 고장유형 및 영향 분석(FMEA)을 다룬 우리 글로 된 적절한 참고문헌은 없었다.

관련 문헌을 검색하던 중 일본에서 발간된 바로 이 책의 원서인 《FMEAの基礎知識と活用事例》를 접했다. 2007년에 초판이 출판된 《FMEAの基礎知識と活用事例》는 이후 제3판까지 나올 정도로 일본에서는 비교적 널리 알려진 책으로, 우리나라 보건의료계에 소개하기에 적합하다고 판단되어 번역 작업을 시작했다. 《FMEAの基礎知識と活用事例》는 총론과 각론으로 구성되어 있으며, 각론 부분에서 실제 사례를 제시하면서 상세하게 설명하고 있어 고장유형 및 영향 분석(FMEA)을 이해하는 데 도움을 주고 있다. 또한 책의 말미에 다양한 사례와 함께 고장유형 및 영향 분석(FMEA) 기법을 익힐 수 있도록 실습 문제와 해설을 제시하고 있어, 실무자들에게 큰 도움이 될 것으로 생각한다. 제1장과 제2장은 일본에서의 의료 안전 향상을 위한 활동들을 소개하고 있는 바, 의료기관에 근무하는 일반 독자들 중에 이에 대해 특별한 관심이 없다면 제3장부터 학습을 해도 무방할 것으로 생각된다.

독자의 이해를 돕기 위해 설명이 필요한 부분에는 옮긴이 주를 추가했다. 시간에 쫓겨 번역·교정 작업을 하다 보니, 아직도 여러 곳에 부족한 점이 적지 않다. 이번 번역 작업도 역시 "To Err is Human(사람은 누구나 잘못할 수 있다)"에서 벗어나지 못했음을 인정하지 않을 수 없다. 이 책이 우리나라 환자 안전 수준의 향상에 작은 기여라도 할 수 있기를 간절하게 기원하면서, 이 책의 발간을 결정하고 편집·출판을 위해 수고를 아끼지 않은 한언출판사 관계자분들의 수고에 감사드린다.

옮긴이를 대표하여

이상일 씀

의료 이외의 분야에서도 사고들이 발생하고 있다. 동일본대지진에 의한 원자력 발전소 사고, 사사고笹子 터널에서의 천정 붕괴 사고, 항공기의 배터리 발화 사고, 화물선 전복 사고, 화학공장 폭발 사고 등이 그것이다. 이러한 사고가 일어나면 변명이나 책임 추궁이 앞서면서, 원인 규명은 뒷전으로 밀릴 것이 염려된다. 그러나 원인을 규명하여 대책을 마련하지 않는 한 사고는 또 일어나고, 뒤늦은 대응이 다시 이어질 뿐이다. 또한 사고 현장에서는 명백한 법규 위반, 절차 미준수, 비상식적 행동이 보인다. 이쯤 되면 원인 규명까지 갈 것도 없다. 이렇게 법규 및 절차를 의도적으로 준수하지 않는 것은 품질관리나 신뢰성공학과 관련된 것이 아니라 조직 관리의 문제이기 때문에 별도의 검토가 필요하다.

중대 사고를 일으킨 조직의 책임자가 "예상하지 못했습니다" 혹은 "몰랐습니다"라고 하는 것도 종종 볼 수 있다. 이는 결함이 발생할 수 있음을 예상하고는 있었지만, 그것이 사고로 이어질 가능성이 매우 낮고, 또한 그에 대응하려면 막대한 비용과 시간이 들기 때문에 비용 대비 효과를 생각하여 대응하지 않은 것이다. 물론 리스크를 완전히 없앨 수는 없다. 또한 모든 사고와 결함의 가능성을 생각하여 모든 대책을 강구하는 것은 물리적으로나 경제적으로 불가능하다. 그러나 중대한 악영향을 끼칠 가능성이 있는 결함이라면, 그 발생을 예상하여 예방하거나 그 영향을 완화할 대책을 준비할 필요가 있다.

제조업계에서는 생산된 제품을 추출하여 검사를 하고 있다. 이는 '제조'라는 관점에서 보면 때늦은 대응이라고 할 수 있다. 이에 대한 사전 대책으로 일어날 가능성이 있는 고장을 기획·설계 단계에서 검토하여 결함 발생을 막고 있다. 또한 제조의 단계(공정)에서도 일어날 가능성이 있는 결함을 검토하여 발생을 예방하고 있다. 품질관리에서는 이를 '원류 관리源流管理'[1) 또는 '공정에서의 질 향상'(공정 관리)이라고 한다. 이때 이용하는 '고장의 사전 예방을 위한 신뢰성기법'이 고장유형 및 영향 분석(FMEA, Failure Mode and Effects Analysis)이다.

'안전하고 안심할 수 있는 의료'를 바라는 사람이 많다. 그러나 의료는 질병, 상해 및 괴로움 같은 문제를 가진 채 시시각각 상태가 바뀌는 다양한 환자에 대한 '침습浸濕 행위'이다. 즉, 의료는 안전하지 않고 '위험한 행위'이며, 리스크가 큰 업무다. 물론 여기서 '안전'이라는 것은 '허용할 수 있는 위험'을 가리킨다. '안전하지 않다'는 것은 의료에서 현상을 허용하지 않는다는 뜻이다. 즉, 앞에서 말한 "예상하지 못했다"는 것은 허용되고 있는 것으로 생각했으나 실제로는 허용되지 않는 것임을 예상하지 못했다는 의미라고 할 수 있을 것이다.

이미 발생한 의료사고의 원인 분석에는 근본원인 분석(RCA, Root Cause Analysis)이 사고의 사전 예방, 즉 업무 흐름을 설계·개선하는 데는 고장유형 및 영향 분석이 가장 적절한 도구다.

네리마 종합병원에서는 1991년부터 의료의 질 향상 활동(MQI, Medical Quality Improvement), 이른바 TQM(Total Quality Management, 총체적질관리)을 도입하여 의료의 질을 향상시키고 있다. 아울러 사고를 방지하고 환자의 안전을 확보하기 위한 노력을 지속하고 있으며, 품질관리 및 신뢰성공학 학계와 협력하여 의료계에서 TQM을 전개하고 있다.

---

1) 품질 특성에 영향을 주는 요인 자체를 관리하는 것이다._옮긴이 주

네리마 종합병원에서 FMEA를 실천한 사례와 4년간의 의료안전관리자 양성 연수 과정 경험을 바탕으로 2007년에 이 책의 초판을 출판했다. 즉, 이 책은 의료의 안전 확보, 소위 '리스크 줄이기'를 목표로 주인의식을 가지고 노력하는 사람들의 실무에 도움을 주는 것을 목적으로 하고 있다. 이 책은 품질관리 및 신뢰성공학의 사고방식과 방법을 의료 현장에 적용했던 경험을 보고하고 있다. 필자는 의료인으로서 품질관리 및 신뢰성공학의 사고방식과 방법을 의료에 적용하여 실천하고 있다. 또한 실제로 연수 교육을 했던 경험을 체계적으로 반영한 책은 이 책뿐이라고 자부한다.

초판 출판 후 3년 뒤 의료안전관리자 양성 연수 과정의 주체가 서부병원단체협의회에서 일본병원협회 및 일본의료법인협회와 함께 주최하는 것으로 변경되었다. 하지만 그때부터 지금까지 필자가 연수 과정을 기획·운영하고 있으며, 질 관리, 안전 관리, 조직 관리에 중점을 둔 프로그램도 변함이 없다. 또한 수강생의 반응에 따라 교재를 매년 개정하고 연수 방법도 개선하여 의료계에서의 FMEA의 사고방식과 전개 방법을 보다 더 명확하고 알기 쉽게 설명했다. 특히 2010년에는 작업의 크기에 관한 새로운 사고방식과 방법에 대한 해설을 추가하여 제2판을 출판했다.

그 후 의료계에서의 FMEA 사고방식이나 전개 방법을 우리 병원과 연수 과정에서 실천하고 재구축하여 제3판을 출판하기에 이르렀다. 이번 개정의 취지는 다음과 같다.

먼저 FMEA 도입 초부터 현안이었던 업무의 크기와 시간축의 문제, 그리고 이론적 정교화와 실천과의 관계를 다뤘다. 연수 과정의 수강생이 혼란스러워하면 안 되기 때문에 연수 과정에서는 이 내용을 가급적 언급하지 않았다. 그러나 이 문제에 관해 수강생들이 자주 질문을 했고, 그때마다 필자도 개별적으로 대답해주었다. 그래서 FMEA의 본질적인 사항을 생각할 수 있는 사람이 나타났다는 것이야말로 이 책과 연수 과정의 성과라고 생각한다. 이러한 내용을 알기 쉽고 상세하게 기술해야 하는 과제가 남아 있기에, 필자는 이 책에서 개요에 대한 설명을 추가했다. 또한 본문을 대폭 개정하고 사례를 수정·추가했으며, 지면 사정 때문에 제2판의 부록인 '안전에 관한 네리마 종합병원의 여러 규정'을 삭제하는 대신, 초판에 있던 '네리마 종합병원에서의 FMEA 평가 기준 사례'를 부활시켰다.

이 책의 내용을 참고하고, 이를 병원에서 실천하여 안전 확보, 즉 '리스크 줄이기'를 위해 노력해주었으면 한다. 제3판을 출간하면서 필자는 의료계와 품질관리계 여러분의 도움을 받았다. 특히 야나가와 다츠오, 가네우치 사치코 같은 공저자 분들의 지속적인 개선 노력에 감사를 표하는 바이다. 아울러 권말에 연수 과정 협력자 여러분들을 소개하여 '감사의 글'을 대신하고자 한다.

공익재단법인 도쿄의료보건협회 이사장 네리마 종합병원 원장
의료질향상연구소 소장
이이다 슈헤이

차례

12장. FMEA 실습문제

부록

제1부 총 론

이이다 슈헤이

1장. 신뢰성기법을 활용한 의료의 안전 확보

1.1 의료계에서 안전 확보를 위한 조치

의료사고와 의료오류는 사회 문제이자, 의료계에 대한 대중의 불신을 부르는 요인 중 하나다. 2002년 4월, 의료안전추진종합 대책이 발표되었다. 그리하여 의료 안전을 확보하기 위한 과제 및 의료 안전 문제 해결 방안 중 의료기관에서의 안전 대책으로서 다음과 같은 7개 항목이 제시되었다.

① 기본적인 사고방식
② 의료기관에 적정한 안전 관리 체제
③ 안전 대책을 위한 인력 활용
④ 표준화 등의 추진과 지속적 개선
⑤ 의료기관에서의 의약품·의료용구 등의 안전 관리
⑥ 작업 환경·요양 환경 정비
⑦ 의료기관에서 신뢰를 확보하기 위한 조치

이는 2000년 의료심의회의 메모인 '의료 안전 대책 추진 방안에 대하여'에서 제시된 7개 항목과 거의 같다.

2008년 제5차 의료법 개정 때에는 국가와 지자체가 "의료 안전에 관한 정보 제공, 연수 실시, 의식 계발, 기타 의료계에서의 안전 확보에 관한 필요한 조치를 강구하도록 노력해야 한다"고 정했다. 이에 따라 병원, 진료소 또는 조산소의 관리자에게는 "의료 안전을 확보하기 위해 지침을 마련하고, 직원 연수 실시, …… 의료 안전을 확보하기 위한 조치를 강구해야 한다"고 규정했다.

안전 확보에 관한 조직적 대처는 늦었지만, 최근에는 대책이 급속히 추진되고 있고, 성과 또한 계속 높아지고 있다. 예를 들어 필자가 실시하거나 관여한 사항으로는 의료사고에 관한 사례를 수집한 데이터 분석과 활용 방법 개발, 업무 흐름 모델을 개발 및 정보 시스템을 활용한 안전 확보 방안 검토, 안전 확보와 정보 시스템 구축에 관한 전국 조사, 안전 확보에 관한 교육 연수 프로그램 개발과 그에 따른 연수, 수액 펌프에 관한 의료사고 대책으로서 적합품 마크 평가, 의료안전관리자의 업무 지침 및 양성을 위한 연수 프로그램 작성 지침, 중환자실(ICU)에서의 안전 관리 지침, 의료사고 조사 위원회 설치 검토 등이 있다.

그러나 많은 병원에서 표면적인 활동에 머문 채, 큰 성과를 거두지 못하고 있다. 즉 보고 사례를 수집해도 데이터를 어떻게 분석할지 모르고, 개별 사례에 어떻게 대응해야 좋을지도 몰라 유효한 대책을 내놓지 못하는 것이다. 이는 대책 위원회를 설치하고 안전 관리 담당자를 임명하는 데 그치는 형식주의로 인해, 체계적인 교육 훈련이 거의 이루어지지 않거나 각각을 개별 문제로 취급하여 대응하기 때문이다.

사고·재해 대책으로서만이 아니라 교육(직원의 질) 문제, 안전 관리, 나아가서는 조직 관리의 질적 문제로서 검토할 필요가 있다. 안전 확보는 조직 관리 분야의 중요한 부분이기에, 조직을 구성하여 추진할 필요가 있다. 즉, 질 관리(quality management)의 사고방식과 방법을 의료에 도입함으로써 총체적질관리(TQM, Total Quality Management)를 실천할 필요가 있다.

그래서 필자가 질 관리 분야의 실무자·연구자, 병원 경영의 실무자·연구자에게 호소하여, 그들과 협력하여 검토한 것이다.

1.2 사고 방지·안전 확보·질 향상을 위한 방법

의료사고를 방지 대책으로만 막을 수는 없다. '질을 향상시켜 의료계에서의 안전을 확보한다'는 관점이 필요하다. 안전을 확보하기 위해 의료사고를 방지하고 없애려면 '마이너스를 없앤다'든가 '제로로 만든다(회복한다)'는 각오만으로는 부족하다. '이보다 더 적극적으로 플러스한다'든가 '안전을 확보한다'는 노력이 기본이며 필수적이다(그림 1-1). 소위 '나쁜 결과'가 나왔으니까 사후에 대응하는 것은 물론, 좋은 결과를 이끌어내기 위한 방안을 계획·기획 단계에서 검토하고, 업무 구조에 포함시켜야 한다.

또한 안전 확보를 위해서는 단순히 '안전을 확보한다'는 관점에 더해, '질 향상 노력의 결과인 안전'을 확보한다는 관점도 필수적이다. 즉, 대중의 의료에 대한 불신 해소에서 더 나아가 안심·신뢰의 창조로 이어지게 해야 한다(그림 1-2).

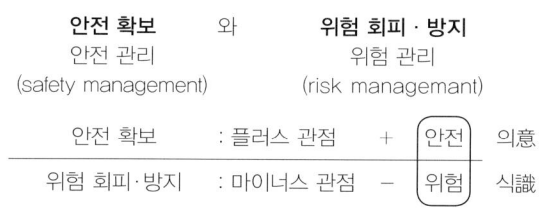

그림 1-1 안전 확보와 위험 회피·방지

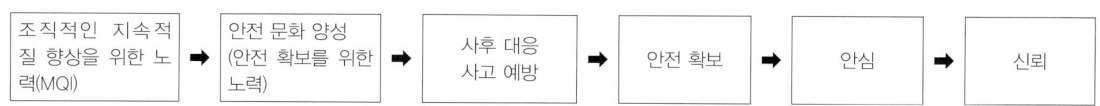

그림 1-2 안전을 확보하는 방법

1.3 사람과 시스템

사고의 원인이 사람인 경우[인간에러human error]와 시스템인 경우 [시스템에러system error]로 나누어 생각할 수 있다. 그러나 "To Err is Human(사람은 누구나 잘못할 수 있다)"라는 말에서 보듯이, 사람이기 때문에 잘못하는 것이다. 결국 '시스템이나 기계가 잘못하는 것이 아니라 사람이 잘못한다'는 생각에 맞춰 잘못된 시스템을 만들고, 잘못된 인식에 의해 시스템을 잘못 운용하는 셈이다. 잘못을 제로zero로 만들기도 불가능하다. 따라서 되노록 살못하기 어려운 시스템을 만드는 것, 잘못을 하더라도 결과적으로 나쁜(바람직하지 않은) 영향을 주지 않거나 그 영향을 최소화하는 시스템을 만드는 것이 필요하다.

시스템을 설계하고 운용하는 경우에는 요소간의 상호 영향을 생각해야 한다. 시스템의 구성요소로는 기계/하드웨어(물건), 펌웨어(조직·제도), 소프트웨어(사람)가 있다.

의료에서는 특히 물건이나 시스템 그리고 사람의 접점·인터페이스 각각이 중요하다(그림 1-3). 그리고 구성요소와의 접점·인터페이스에서의 차질이 고장의 원인이 된다(그림 1-3, 각 요소의 영문 머리글자로 표기했다). 인터페이스는 단순한 접점이 아니기에 조정이 필요하다. 특히 병원에서는 많은 직종이 많은 부서에서 다 함께 일을 하고 있다. 그래서 연계가 어려운 조직이고, 접점에서의 잘못이 빈번할 수 밖에 없다(그림 1-4). 말 그대로 face to face, 즉 얼굴과 얼굴, 접촉면과 접촉면의 협의(맞춤 조정)가 중요하다.

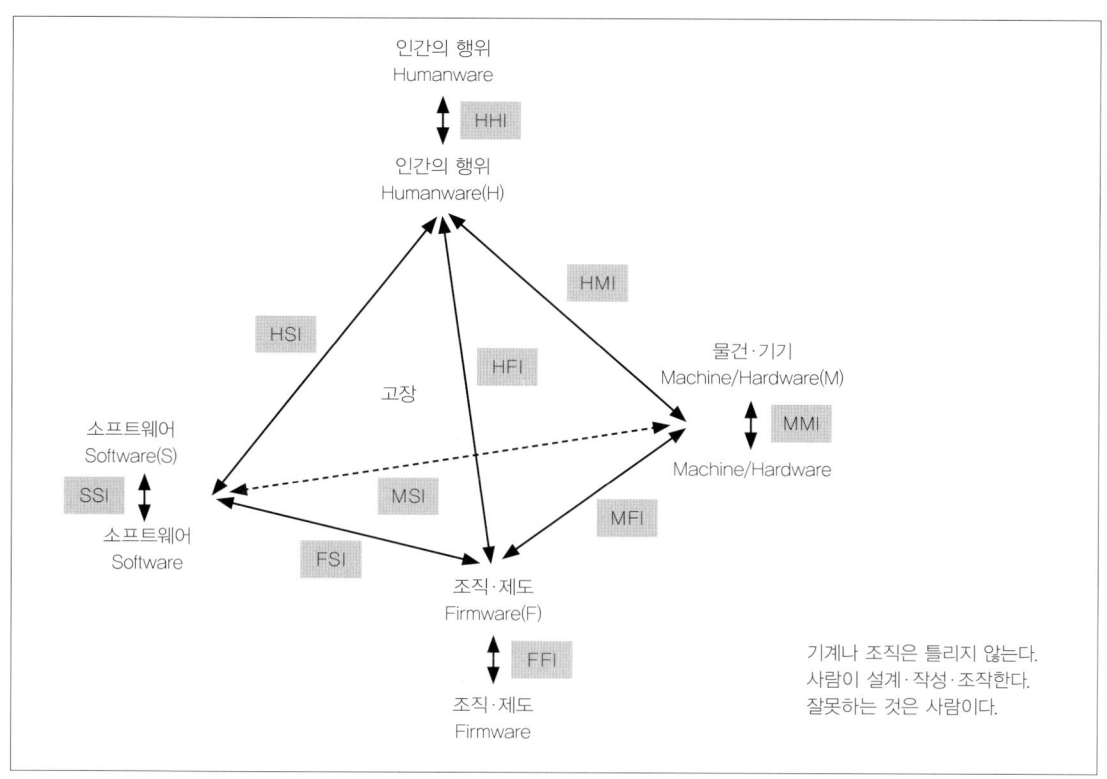

그림 1-3 물건·시스템 그리고 사람의 접점

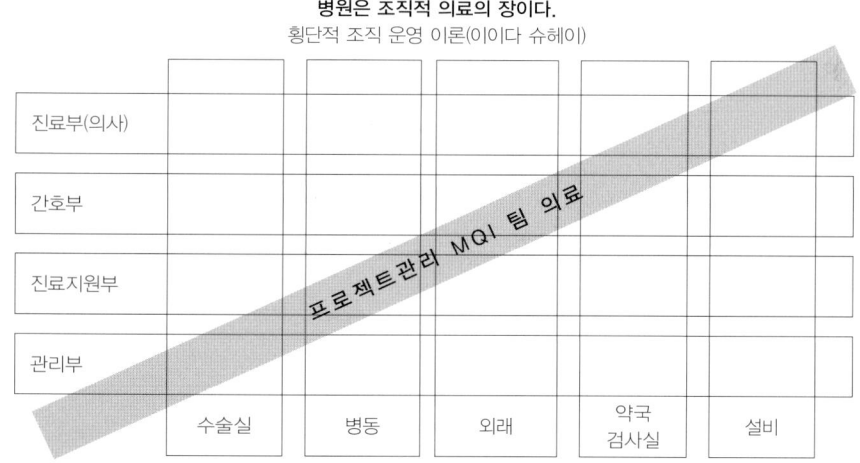

그림 1-4 횡단적 조직 운영

1.4 사회 시스템으로서의 의료

항공운수나 원자력 발전은 매우 복잡한 시스템이고, 사고가 발생했을 경우에 사회에 미치는 영향이 매우 크다. 그럼에도 불구하고 사고 발생을 예측하고 방지하며, 사고 발생 후에 그 영향이 확대되는 것을 막기도 어렵다.

의료는 항공운수나 원자력 발전보다 훨씬 복잡한 사회 시스템이다. 그 복잡성은 단순히 의료기기, 의료 행위 그리고 의료기술이 복잡하다는 것뿐만 아니라 의료 자체의 특성에 의거한다(제3장인 '사전 예방 방법' 참조). 의료는 고장(질환과 걱정)을 가진 환자를 대상으로 하고, 그 상태는 질환의 자연스러운 경과에 따라 악화되는 경우가 있다. 제대로 된 의료 행위를 해도 상태가 악화되는 경우도 있다. 또한 같은 의료 행위에 대해서도 환자의 반응이 일률적이지 않는 등 개인차가 있다. 의료인이 실수를 범하는 경우도 있다. 이렇듯 많은 불확실성이 존재한다.

이에 대응하려면 조직구성원의 자질 향상과 더불어 조직 관리의 질 향상이 필수적인데, 이것에 대응하기 위해 만든 것이 TQM이다.

복잡한 사회 시스템인 의료의 특성을 고려하지 않고, 신뢰성기법(FMEA나 RCA 등)을 의료에 적용하는 경우가 많은 것도 염려스럽다. 그리하여 "성과가 나오지 않는다", "의미가 없다", "일반 산업계에서 확립된 이러한 신뢰성기법을 의료에는 적용할 수 없다" 같은 주장을 하는 의료인과 자칭 '안전 관리 전문가'라는 사람들이 이러한 부류에 속한다.

이론과 방법, 적용하는 대상(자신의 병원·부서·해당 업무)의 특성을 알고 상황을 파악하여 적절하게 쓴다면 FMEA를 적용할 수 있다. 신뢰성기법을 의료에 적용하여 성과를 거두는 것, 더구나 의료 분야에서 표준적인 방법으로 인식된다는 사실을 FMEA를 이용하여 보여주는 것도 이 책을 출판한 목적 중 하나다.

1.5 질 관리 및 신뢰성기법 도입

사고 대책을 세우거나 안전을 확보하는 가장 좋은 방법은 사고가 일어나기 전에 이를 방지하는 것이다. 하지만 사고 같은 바람직하지 않은 사태가 발생한 후(사후)의 대응도 중요하다. '사전 예방'과 '사후 대응' 각각에 유용한 신뢰성 확보 방법이 있다. 사전 예방의 대표적인 방법이 FMEA(Failure Mode and Effects Analysis, 고장유형 및 영향 분석)이고, 사후에 요인과 원인을 찾는 방법이 FTA(Fault Tree Analysis, 고장목 분석故障木分析)와 RCA(Root Cause Analysis, 근본원인 분석)이다.

앞서 말한 바와 같이 수집한 사고보고서를 활용할 방법을 모르는 의료기관이 많고, 또한 설사 신뢰성기법을 배웠더라도 현장에서 이를 어떻게 적용할지 모른다는 이야기도 많다. 이러한 분들은 질 관리나 신뢰성 사고방식과 방법을 모르거나, 그러한 방법은 공업계나 일반 기업에는 적용할 수 있지만 의료계는 특수해서 도입하기 어렵다고 생각한다. 또한 전문적인 데다가 어려워서 이해할 수 없다고 생각하고 있는 것으로 추측된다.

그러나 대상은 달라도 사물의 본질은 다르지 않다. 특히 조직 관리라는 관점에서는 의료계도 공업계 같은 일반 산업계와 거의 같다고 생각한다. 그래서 필자는 네리마 종합병원에서 질·안전 관리를 실천한 경험을 토대로, 의료기관에서도 질 관리 사고방식과 방법을 통해 사고 대책을 수립하고 안전을 확보하는 것을 목적으로 서부병원단체협의회 주최의 의료안전관리자 양성 연수 과정을 기획·운영했다. 아울러 4년간의 경험에 입각하여 2007년부터 각 단체마다 연수과정을 실시하게 되었고, 전국 일본병원협회와 일본의료법인협회가 공동 주최하고 있다.

2장. 의료안전관리자 양성 연수 과정

2.1 의료안전관리자 양성 연수 과정의 기획 의도

서부병원단체협의회의 연수를 기획하면서, 의료사고 방지 대책 강습·리스크 관리자 양성 연수가 아니라 의료안전관리자 양성 연수·안전관리자 양성 연수라는 명칭을 사용하였다.

안전·질 관리의 기본 사항과 실무 지도에 관한 교육·연수를 실시하고, 조직적인 안전 관리 체제를 확립하기 위한 지식과 기술을 몸에 익힌 인력(안전관리자)을 육성·양성함으로써 의료 현장에 '안전 문화'라는 사고방식과 분위기를 뿌리내리게 해 의료의 질을 향상시키는 것을 목적으로 했다.

이 연수 과정의 특징은 질 관리 실무자, 질 관리 연구자, 병원관리 실무자, 병원관리 연구자가 협력하여 프로그램을 검토하고 강사를 양성하는 데 있다. 이는 질 관리 사고방식과 방법이 의료에 도움이 된다고 생각하기 때문이다.

2.2 의료안전관리자 양성 연수 과정의 내용

의료안전관리자 양성 연수 과정에서는 질·안전 관리 사고방식, 이론과 실천에 대해 2일간 2회씩 총 4일간 강의하고, 그 후에 FMEA와

RCA 실습을 각각 하루씩 총 2일간 진행하고 있다. 4일간의 강의 내용은 이론편이며, 그 목적은 질·안전 관리 사고방식을 이해한 뒤, 계속되는 실습을 이해하고 실천할 수 있도록 하는 것이다.

또한 강의와 실습을 스스로 수강하고 그룹워크의 리더, 서기, 시간 관리자, 발표자가 되어봄으로써 자신의 병원에서의 시스템 만들기와 안전 관리 프로젝트 진행에 도움이 되게 하는 것도 목적으로 삼았다.

2.3 강의 프로그램

첫 강의 프로그램 개요는 다음과 같았다.

---

1. 왜 의료 안전인가? – 질·정보·안전
2. 의료 안전 대책의 동향
3. 안전과 리스크에 관한 개념(용어) 이해
4. 안전 관리의 필요성·중요성 이해
5. 의료경제·보험
6. 의료의 질 향상
7. 질 관리 개론
8. 병원 조직 개론
9. 안전 관리를 위한 조직 만들기와 그 운영
10. 정보 제공·수집
11. 실수와 사고 같은 사례 수집과 분석·개선·표준화·사전 예방
12. 교육·연수
13. 물자 관리
14. 정보 관리·전달
15. 기본 통계 이해
16. 도구로서의 PC
17. 전체 정리

2년간의 강의 내용을 《의료 안전 관리 텍스트》(일본규격협회, 2005년 출간, 2010년 신판 발행)로 출판하였다.

후생노동성이 2007년 3월에 보고한 '의료안전관리자를 양성하기 위한 연수 프로그램 작성 지침'에 입각하여, 2007년부터 프로그램의 내용을 추가·변경했다. 변경한 강의 내용은 다음과 같다. 또한 필자는

이 지침을 만들 때 실무위원회 위원으로 참가하여 질 관리 사고방식과 방법이 유효하다는 주장을 하여 연수 프로그램 내용에 FMEA와 RCA를 구체적으로 명기했다.

그 다음에는 정보 시스템 활용, 특히 PC 활용 관련 내용은 중요하기는 해도 추가 강의 내용이 많아지고 시간적으로도 여유가 없어서 삭제했다.

삭제한 내용:

　도구로서의 PC

추가한 내용:

　심리학·교육학·노동위생 등

　1) 의료사고와 노동위생

　2) 의료사고의 심리학적 배경

　3) 위험 예상과 감지 활동

　4) 기타

환자·가족의 관점에서 본 안전 확보

　1) 병원 방문 조사

　2) 모의환자 활용

　3) 환자·가족과의 상담·고충의 실태와 대응

　　환자·가족과의 의사소통에 의한 사고 방지·안전 확보

　4) 기타

병원 조직 개론 중에서

　1) 병원 내 조직 활성화

　　공평성과 투명성

　　기존 조직 존중

　2) 직원 및 환자·가족에 대한 지원 체제

　3) 병원 내 폭력 행위에 대한 대응과 직원 교육

　4) 경찰·행정에 대한 대응

인간신뢰성공학

　1) 인간에러의 특성

　2) 에러 방지의 원리

　3) 에러 방지를 위한 팀 활동

　4) 에러 방지를 위한 조직적 노력

　5) 기타

제2판 출판 후 행정·의료계의 동향을 근거로 필자들은 2011~2012년도 후생노동과학 연구비 보조금 지역 의료 기반 개발 추진 연구 사업의 일환으로 '의료사고 발생 후 병원 내 조사의 현상과 방법에 관한 연구'를 하여 《병원 내 의료사고 조사 지침》(메디컬출판, 2013년)을 출판했다.

> **이 책 제2판 출판 후 추가한 내용**
> 의료의 질 향상 활동 추진·개선 체제
> 사건 사례 보고의 활용 방법
> 병원 내 사고 조사위원회 설치·운영과 과제

2.4 실습 프로그램

실습 프로그램의 개요는 다음과 같다. 실습 프로그램의 틀은 바뀌
지 않았지만, 매년 연수 내용과 그 개요를 대폭 개정하고 있다.

[1일째]	[2일째]
1. 의료에서의 RCA	1. 분석 방법 재확인
1) 안전한 의료를 위하여 – 질 관리 방법 활용	1) FMEA·FTA·원인 규명
2) 의료계에서 RCA 사례	2) 의료계의 FMEA 사례 소개
3) RCA 실습 설명	2. 그룹 토의
2. 그룹 토의	1) 주제 선정
1) 실습 설명·RCA 과제 설정	2) 업무 흐름 검토
2) 업무흐름도(flow chart) 작성	3) 업무과정표 작성
3) 문제 조사(배후 요인 추출)	4) 심각도, 발생도, 검출도 점수화
4) 원인·결과 요약(인과관계도 작성)	5) 특성요인도·개선방안 도출·발표와 정리
5) 개선방안 도출	6) 그룹 발표·질의 응답
6) 보고 정리	3. FMEA 정리
7) 그룹 발표·질의응답	4. 연수 과정 전체 정리·보고 과제
8) RCA 정리	

3년간의 RCA 실습과 지도 경험을 토대로 《의료 안전 확보를 위한
사고방식과 방법 시리즈 1 – RCA 관련 기초 지식과 활용 사례[실습문

제 포함]》(일본규격협회, 2006년)를, 4년간의 FMEA 실습지도 경험을
토대로 《의료 안전 확보를 위한 사고방식과 방법 시리즈 2−FMEA 관
련 기초 지식과 활용 사례[실습문제 포함]》(일본규격협회, 2007년)를 출
판했다. 그리고 3년간의 실습지도 경험을 토대로 수강생이 이해하기
쉽도록 해설을 연구하고, 도표나 사례도 수정·추가하여 대폭 개정해
《의료 안전 확보를 위한 사고방식과 방법 시리즈 2−FMEA 관련 기초
지식과 활용 사례(제2판)(실습문제 포함)》(일본규격협회, 2010년)와 《의료
안전 확보를 위한 사고방식과 방법 시리즈 1−RCA 관련 기초 지식과
활용 사례(제2판)(실습문제 포함)》(일본규격협회, 2011년)를 출판했다. 그
리고 3년간의 실습지도 경험을 토대로 개정한 것이 이 책인 것이다.

2.5 실습에서 RCA와 FMEA를 채택한 이유

의료안전관리자 양성 연수 과정에서의 실습에서 RCA와 FMEA를 채
택한 이유는, 이들이 환자와 그 가족으로부터의 신뢰성 확보와 같은
사후 대응과, 사고를 사전 예방하는 대책 중에서도 기본이기 때문이
다. 아울러 이들이 일반 산업계에서 확립된 방법이라는 점 때문이기도
하다.

RCA는 FTA보다도 간편하고, 질 관리 능력이 없는 의료인도 이해
하기 쉬우며, RCA의 과정, 즉 "업무 흐름도 작성 → 문제점 추출('왜?
왜?', 분석) → 인과관계도 작성 → 인과관계 검증 → 대책을 마련할
대상 선정 → 개선방안 도출 → 개선방안 시행 → 결과 검증 → 표준
화 마련"이라는 흐름이 진단과 치료의 사고회로와 닮았고, 그래서 의
료인들이 받아들이기 쉽기 때문이다. 이에 대해서는 《의료 안전 확보
를 위한 사고방식과 방법 시리즈 1−RCA 관련 기초 지식과 활용 사례
(제2판)(실습문제 포함)》(일본규격협회, 2011년)에 상세하게 기술했다.

다시 말하면 "과거력·가족력·현재 질병 확인 → 문제점 추출('왜? 왜?' 분석) → 감별해야 하는 질환 선정 → 진단(검사) 계획 수립 → 검사 실시 → 검사 결과 평가 → 진단 → 치료 계획 수립 → 치료 실시 → 치료 결과 검증 → 표준화"라는 흐름이다.

FMEA 실시의 의의는 부품이나 제품을 제조할 때 일어날 수 있는 고장을 조사하고, 그 고장의 발생도와 영향, 고장의 원인을 검토하여 고장의 발생을 사전 예방하는 것(설계 FMEA)과, 작업·공정에서 일어날 수 있는 고장을 사전 예방하는 것(프로세스 FMEA) 등 2가지가 있다.

그러나 FMEA의 의의는 사전 예방하는 대책뿐만이 아니다. FMEA 를 실시하려면 업무를 조사하고, 업무 흐름을 반드시 분석하여 파악하여야 한다. 즉 FMEA의 준비가 결과적으로 업무 평가, 정보 공유, 나아가서는 개선으로 연결된다.

게다가 RCA와 FMEA 도입을 계기로 질 관리 사고방식과 방법을 보급시키면서 조직횡단적으로 업무를 분석하고 업무 개선·재구축을 진행시킬 좋은 기회이기도 하다. 자세한 것은 제2부의 각론에서 설명하겠다.

2.6 일본과 미국의 현황

일본에서는 RCA 또는 FMEA 실습을 네리마 종합병원을 비롯하여 일부 병원에서만 실시하고 있었다. 하지만 전국의 병원에서 참가한 이 연수 과정이 계기가 되어 일본 의료기능평가기구와 일본 간호협회 등에서도 RCA 또는 FMEA를 실습하게 되었다. 그럼으로써 RCA와 FMEA 등에 의한 신뢰성기법은 의료 안전 확보에 있어서 표준적인 방법으로 정착되고 있다.

필자가 참여하여 기획한 후생노동성의 '중환자실(ICU)에서의 안전 관리 지침', '중증환자 중 집중치료가 필요한 환자를 위한 안전 관리 지침'과 '의료안전관리자의 업무 지침 및 양성을 위한 연수 프로그램 작성 지침—의료안전관리자의 질 향상을 위하여—'에 중요한 안전 관리 방법으로 RCA와 FMEA를 명기했다(2007년 3월).

미국의 VA(Veterans Affairs, 보훈)병원과 JC[The Joint Commission, 이는 JCAHO(Joint Commission on Accreditation of Healthcare Organizations, 미국 의료기관인증기구)에서 개칭된 것임]에서도 RCA와 FMEA를 활용하여 실제로 성과를 거두고 있다.

2.7 실습 순서

늘 순서에 따라 사전 예방 대책을 먼저 진행했는데도 고장이나 사고가 일어났다면 사후 대책을 검토하기 마련이다. 따라서 신뢰성 확보 방법을 실습할 때에도 이론적 논리로는 FMEA를 먼저 진행시키고, 그 후에 FTA 또는 RCA를 실습하게 된다.

서부병원단체협의회가 주최한 의료안전관리자 양성 연수 과정에서도 처음 해(2003년)에 실시한 1회째 실습은 앞서 언급한 순서대로 했다. 그러나 정작 실습을 해보면 참가자가 실습에서 따라오지 못하는 경우가 예상을 뛰어넘을 만큼 잦았다. 그래서 참가자들을 상대로 설문 조사를 해봤더니 많은 요인이 드러났다.

작업 내용은 FMEA 쪽이 복잡하고, RCA 쪽은 간단하다. 또한 앞서 이야기한 대로 RCA 쪽이 의료인의 사고회로에 친숙해지기 쉽다. 따라서 첫 해에 있었던 2회째 실습에서는 RCA를 먼저 하고 다음 날에 FMEA를 했다. 그리고 난 뒤에는 실습을 도입하기가 다소 쉬워졌다.

3장. 사전 예방 방법

3.1 '사전 예방'이란 무엇인가?

"사고는 일어나지 않을 것이다"와 "일어나서는 안 된다!"라는 정신론만으로는 사고가 없어지지 않는다. 사람은 누구나 잘못할 수 있다(To Err is Human). 오류나 실패가 일어났어도 피해를 최소화하려는 노력이 필요하다. 그 다음으로 피해가 나지 않게 해야 한다(fail safe). 그리고 오류나 실패가 일어나지 않도록(error proof) 사전에 예방해야 한다.

'사전 예방'은 다음과 같은 5가지 단계 모두를 실시함으로써 이루어질 수 있다.

① 검토 대상 업무 분석(업무 흐름 분석)
② 해당 업무에서 일어날 수 있는 고장에 대한 조사(업무 및 목적 달성을 저해하는 고장유형을 추출)
③ 고장에 의한 업무 및 환자에 대한 영향 검토(위험도를 산출하고 이에 대한 대책을 마련해야 할 고장유형 선정)
④ 선정된 고장유형에 대한 대책 마련
⑤ 대책 실시

'사전 예방'을 요약하면 다음과 같다. ① 조직의 이념에 기초하여 업무의 목적과 목표를 분명히하고, ② 업무 수행 능력이 있는 직원에게

③ 역할과 책임을 인식시키고, ④ 권한과 필요한 자원 및 장을 제공하여, ⑤ 안전하고 효율적으로 진행할 수 있도록 작업의 틀을 준비하고, ⑥ 결과를 평가하여 ⑦ 교육하는 것이다.

사고·재해 대책으로서뿐만 아니라 교육(직원의 질)의 문제, 조직 관리의 질적 문제로서 검토할 필요가 있다. 또한 오류 및 실패 사례를 분석하여 그 원인을 연구함으로써 개선 방안을 하나씩 실행하는 것이 중요하다. 그 방법이 FTA 또는 RCA인 것이다. 그리고 사전에 예방할 수 있는 방법 중 하나가 FMEA인 것이다.

3.2 '사전 예방'의 열쇠는 '유연하게 대응할 수 있는 직원' 양성

원자력 발전, 항공, 철도, 자동차, 식품, 의료 같은 분야에서 사고나 고장이 일어나면 사장과 원장이 보도진 앞에서 머리를 조아리기 마련이다. 보도진들은 이구동성으로 "있을 수 없는 일이 일어났고, 일어나서는 안 되는 일을 일으켜 유감이다!"라고 주장하며, 조직(관리)에 문제가 있다는 기사를 내보낸다. 그러니까 반드시 '사고가 급증했다'기보다 '보도되는 수가 반드시 증가한' 것이다. 요컨대 사회적 관심이 높아졌다고 볼 수 있다.

이러한 사고와 고장 발생의 가장 큰 원인은 기술과 기기의 고도화·복잡화·광역화·고속화에 의해 불가능했던 것이 가능해지고 리스크가 급속히 증대했음에도 불구하고, 제어 기술은 그만큼 진보하지 못했기 때문이다. 즉 고도화·복잡화·광역화·고속화는 IT 기술과 의료기기 등의 조작성이 향상되면서 고도화되었음을 의미할 뿐만 아니라, 기존에는 상황의 변화를 보면서 판단할 수 있었던 것마저 매우 복잡해져서 담당자도 상황의 변화에 신속하고 적절히 대응해야 한다는 사실을 의미한다. 이에 관하여 의료 분야를 예로 들자면 한때는 치료에 적응할 수 없었던 상태의 환자를 치료할 수 있게 된 것을 들 수 있다. 한편 이러한 사회적 요구 수준이 급속히 높아지면서, 그 요구 수준에 맞는 제품이나 서비스를 제공할 수는 있지만, 안전 확보를 위한 기술의 발전과 인간의 생리적 제약이 그것을 따르지 못하는 것도 문제다.

그래서 사고와 고장을 분석할 때에는 ① 제도, ② 조직, ③ 개인 등 3단계로 구별하여 논의해야 한다. 그 3개가 단독 또는 복합되면서 문제가 발생하기 때문이다.

제도나 개인에 기인하는 사태를 조직의 문제로 삼는 경우가 많다. 조직 관리가 물론 중요하지만 개인의 인식, 태도, 기능, 주의력, 문제에 대한 대응 능력도 중요한 과제다. "무심코 하는 실수를 방지하기" 위한 시스템도 필요하지만, 고도화·자동화·기계화·분업화가 진행될수록 사람의 주의력과 통찰력이 더 필요하다. 왜냐하면 비정형 처리나 예외 처리는 사람밖에 할 수 없기 때문이다. 평상시와 무엇이 다른지, 무엇이 이상한지 느끼는 감성이 필요한 것이다. 그러려면 항상 '사물에 대해 논리적으로 생각하는 습관과 경험'이 필요하다.

의료는 원래 ① 불확실성이 심하고, ② 침습성侵襲性이 있고, ③ 개별성이 강하며, ④ 대상(사람)이 반드시 노화·사망(지속적인 기능 저하)하는 운명에 처해 있으며, ⑤ 대상은 불량(고통·괴로움·심신 장애)을 안고 있다는 특성이 있다. 항상 위험·사고에 대응하는 능력이 필요하다. 그러나 시야가 좁은 전문가 집단인 병원 직원들은 보여도 보지 않고, 위험을 위험이라고 인지하는 감성마저 결여된 경우가 적지 않다. 그래서 KYT(위험 예상 훈련)라는 활동을 생각해냈다. KYT는 그려진 작업 현장의 도면에서 위험한 상황을 찾아내거나, 실제로 작업 현장에서 무엇이 위험한지 탐색·확인하는 훈련이다. 이러한 훈련을 통해 사고를 사전에 예방하는 활동이 KYK인 것이다.

인간은 앞을 볼 수 없다든지, 또는 자신의 위치를 확인할 수 없을 때 불안과 공포를 느끼게 된다. 예상외의 사태를 만나면 낭패하기 쉽고, 생각을 할 수 없는 상태(패닉)에 빠진다. 그래서 몇 개의 상황에서 일어날 수 있는 상태를 상정하여 대응책을 미리 준비해두면, 불안과 아무것도 아닌 일까지 의심스럽고 무서워지는 상태로 이어지지 않게 되며, 위기감도 들지 않게 된다. 보완하여 말하자면 명인·달인은, 일어날 수 있는 사태를 구체적으로 상정할 필요도 없이, 어떤 일이 일어나도 유연하게 대응할 수 있는 능력을 갖춘 사람인 것이다.

바로 이때 정보 수집 능력이 중요하다. 즉, '위험 관리'와 '위기 관리'를 '정보 관리'로 바꿔 말해도 상관은 없다. '정보화'가 유행하고 있지만 하드웨어와 어플리케이션에만 관심이 집중될 뿐, 운용(정보 활용) 또는 시스템(조직 관리)의 관점에서는 그리 검토되지 않고 있다. 그러나 정보 및 정보 관련 기술을 활용하여 질 향상을 도모하고, 환자의 안전을 확보하면 안심과 신뢰로 이어진다(그림 3-1).

다른 산업이나 다른 조직에서의 실패로부터 배울 수 있다지만, 다른 사람의 실패에서는 배울 수 없다. 자신이 아파보지 않으면 배울 수 없다. 더구나 "목구멍만 지나면 뜨거움을 잊는다"는 말도 있듯이, 사고 경험은 의료계에서뿐만 아니라 모든 분야에서 시간이 지나면서 잊혀진다. 그래서 상황은 끊임없이 변하는데도, 사람들은 그러한 변화에 대한 대응을 소홀히 하는 경향이 있다. 그러므로 역사가 반복되고, 사고와 재해가 없어지지 않는 것이다.

후쿠시마 원자력 발전소 사고는 대지진 당시 쓰나미가 내습하면서

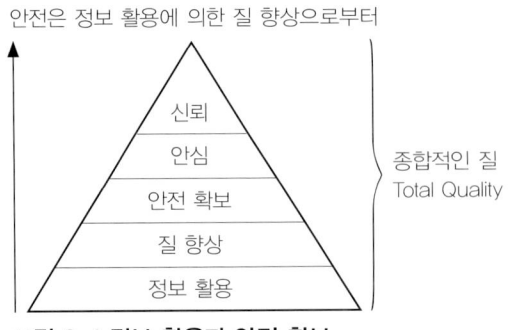

그림 3-1 정보 활용과 안전 확보

발생한 역사적인 사실인데도 "예상 밖이었다!"는 발언도 있었다.

네리마 종합병원에서는 사고·재해 대책으로서뿐만 아니라 교육(직원의 질)의 문제, 조직 관리의 질의 문제로서 이를 검토하고 있다. 아울러 '장場' 이론이나 면역 이론이 계기가 될 수 있다고 확신하고 있으며, 전 직원이 유연하게 대응하지 않거나 발상을 전환하지 않으면 사전 예방이 불가능할 것이라고 생각한다.

4장. FMEA란 무엇인가?

4.1 FMEA란 무엇인가?

FMEA(Failure Mode and Effects Analysis, 고장유형 및 영향 분석)는 제품 및 서비스와 시스템의 신뢰성·안전성을 분석·평가하는 방법이다. 고장이나 사고가 발생하기 전에 설계·기획 단계에서 고장을 발생시키는 요인을 추출하여 발생도(freguency)와 실제로 발생했을 경우의 심각도(severity)를 평가·채점하고, 전체에 파급될 치명도·위험도를 상대적으로 수치화하여 "어떤 고장유형(FM, Failure Mode)의 발생을 우선적으로 예방할 것인가?" 같은 순위를 정하는 방법이다.

그 목적은 설계 단계에서부터 신뢰성을 검토함으로써 제품이 만들어지기 전에, 또한 부품이나 제품이 제공되기 전에 고장(결함) 발생을 사전에 예방하는 것이다. 제품과 부품, 즉 '물건'의 설계·개발(설계 FMEA)의 신뢰성을 분석하기 위하여 개발된 방법이지만, 제조 공정에서도 적용(프로세스 FMEA)되고, 나아가서는 시스템과 서비스의 신뢰성과 관련된 일에도 적용되고 있다.

부품·제품·시스템의 관계를 그림 4-1에, 공정 또는 작업·업무의 관계를 그림 4-2에 나타냈다. 의료계의 공정 또는 작업·업무와 관계된 사례로, 그림 4-3은 항암제 투여 프로세스를 제시하였다. 그리고 인간이 하는 일련의 작업에 대한 분석을 '작업 FMEA'라고도 부르는데, 의료 프로세스의 대부분은 사람이 하는 작업이므로, 인간에러를 주요

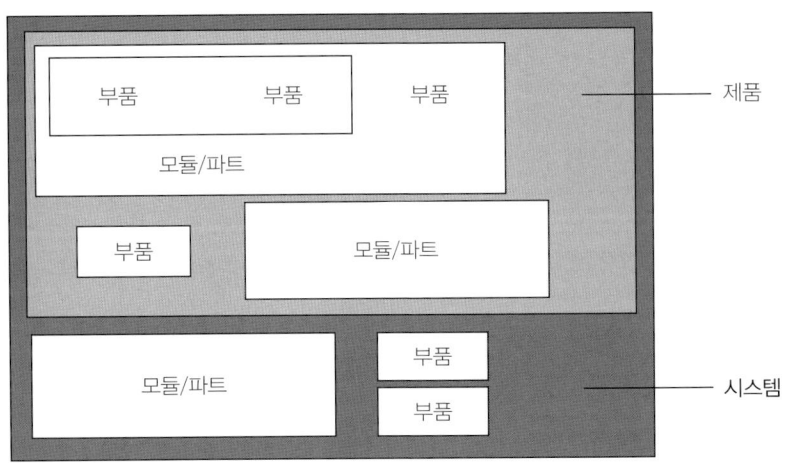

그림 4-1 부품·제품·시스템의 관계

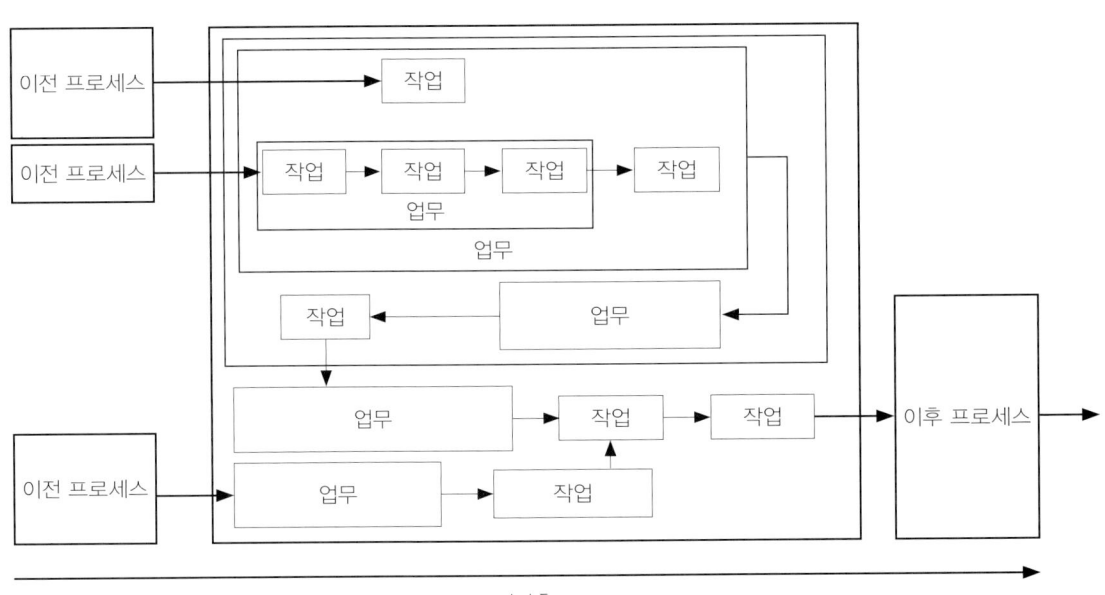

그림 4-2 작업·업무의 관계

대상으로 한다. 따라서 의료계에서는 프로세스 FMEA를 추진하면 자연히 작업을 분석하는 셈이 된다. 그러니 이 책을 참조하여 FMEA를 실천할 때는 '프로세스 FMEA'와 '작업 FMEA'를 명확히 구별하거나 의식할 필요는 없다. 다만 프로세스·작업·동작이라는 크기를 의식하고 구별하여 이용하는 경우는 있다. 그러나 FMEA에서는 크기를 다루는 방법이 매우 중요하면서 어렵다. 그 이유는 분석 대상인 업무 및 프로

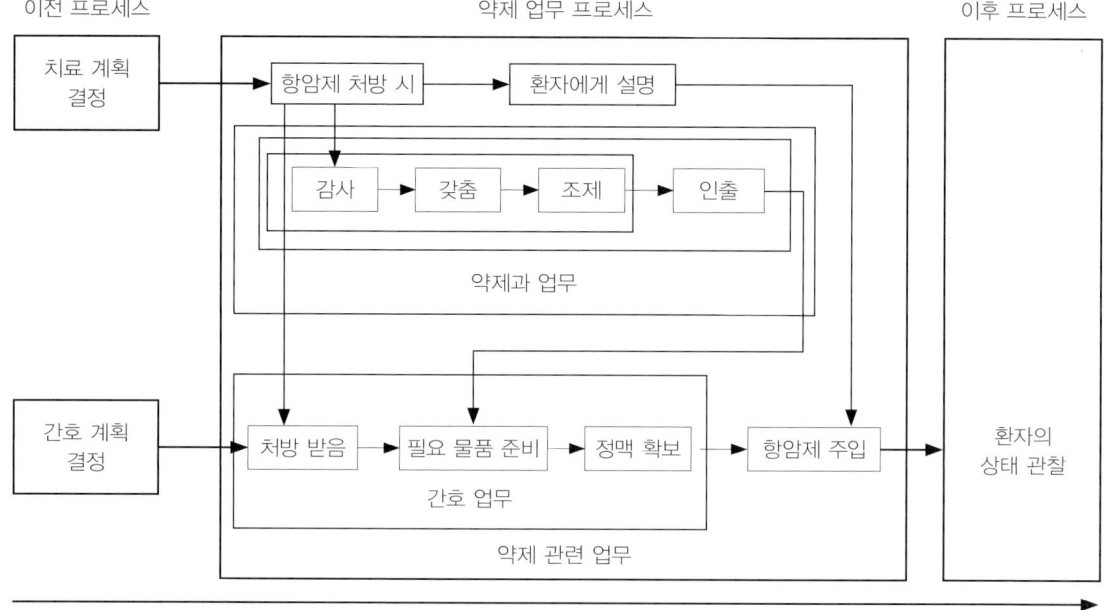

이전 프로세스 약제 업무 프로세스 이후 프로세스

치료 계획
결정

항암제 처방 시 → 환자에게 설명

감사 → 갖춤 → 조제 → 인출

약제과 업무

간호 계획
결정

처방 받음 → 필요 물품 준비 → 정맥 확보 → 항암제 주입

간호 업무

약제 관련 업무

환자의
상태 관찰

시간축

그림 4-3 화학요법(항암제 투여)의 작업 프로세스 개요

세스의 목적과 그 영역에 따라 적절한 크기가 다르고, 일률적으로 결정하는 것도 아니기 때문이다(9-6 참조).

4.2 의료계에서의 FMEA

서비스라는 것은 행위의 주체인 사람이 하는 작업 그 자체이고, 대상이 사람이다. 의료는 수단으로 많은 물건을 다루지만 물건을 만드는 일은 거의 없다. 또한 의료계에서는 신제품 개발, 즉 신규 서비스나 신규 사업 개발이 드물어, 설계 FMEA보다도 프로세스 FMEA를 더 많이 하게 된다. 그리고 질 관리 시스템(QMS, Quality Management System)에서 말하는 설계를 의료에 적응할 때에는 신규 서비스를 설계하는 경우는 적지만, 타 산업이나 타 조직에서 개발한 서비스나 사업을 자신의 병원에 도입·적용할 때에는 새로운 사업 개발과 같은 검토가 필요하다. 또한 진단 계획, 치료 계획, 간호 계획 등도 설계에 해당한다는 사실에 유의해야 한다.

의료 분야의 특징은 많은 직종이 많은 부서에서 다 함께 다양한 업무를 진행한다는 것이다. 게다가 의료인도, 서비스를 받는 환자나 가족도, 물건도, 정보도, 시간적·공간적으로 복잡하게 움직인다. 즉, 업무 과정이 매우 복잡하다. 따라서 일반 산업계, 특히 제조업계에서 실시되는 FMEA의 방법을 그대로 전개하기는 어렵다. 의료의 특성에 맞는 FMEA의 전개는 필수적이고, 의료의 특성에 관해서는 별도로 논하고 있으니 참고하기 바란다.

네리마 종합병원에서는 병원의 상황에 맞춰 다양한 방법을 이용하고 있다. 이는 FMEA에 관해서도 마찬가지일 뿐만 아니라, 네리마 종합병원에서 실시하고 있는 TQM(Total Quality Management, 총체적질관리)의 일환인 MQI(Medical Quality Improvement, 의료의 질 향상)도 병원의 활동에 도입하고 있다. 수집한 사례 보고와 경험을 참고하여 업무 프로세스의 잠재적 고장을 미리 예측하고, 이에 대한 대책을 마련하고 있다. 일본 의료계에서는 네리마 종합병원이 최초로 FMEA를 적용하였다.

필자들은 경제산업성의 TQM에 기초한 의료계에서의 시설·설비 관리(FM, Facility Management) 도입 컨소시엄, 즉 '병원에서의 시설·설비 관리 도입에 의한 경영 효율 개선'에서는 FMEA를 사용하여 검토했다. 그리고 후생노동성의 과학 연구인 〈전자 의무기록 도입에 관한 표준적인 업무 과정 모델 관련 연구〉(2003년, 2004년) 및 〈의료 정보 시스템을 기반으로 한 업무 과정 모델에 의한 의료의 질과 안전성 평가에 관한 연구〉(2005년, 2006년)에서 의료의 업무 과정 모델을 개발했다. 나아가 〈수술실에서 여러 직종 간 협력을 촉진하는 업무 과정 재구축에 의한 리스크 줄이기와, 평가 방법의 확립 및 질 보증에 입각한 안전 확보에 관한 연구〉에서 구체적으로 광범위절제술, 복강경하 담낭

적출술, 응급 제왕절개술 등 3가지 수술에 관하여 상세한 업무 과정을 그림으로 그리고, 각 활동에 대응하는 FMEA를 실시하여 안전 확보와 질 보증을 위한 틀을 검토하고 있다.

4.3 FMEA의 목적과 의의

FMEA의 목적은 해당 업무에 잠재되어 있는 고장(잠재적 고장)을 파악하여 대책을 강구하고, 고장의 발생까지 사전에 예방하는 것이다. 잠재적 고장은 미리 인식할 수 없다. 그렇더라도 고장이 발생한 뒤에 검토하는 것도 늦다.

고장이 발생하기 전에 잠재적 고장(이것을 '리스크'라고 함)을 빠짐없이 조사하여 업무 또는 과정의 목적에 맞게 우선순위를 검토한 뒤 대책을 세우고, 그 개선방안을 시행할 필요가 있고(그림 4-4).

FMEA의 의의는 일반적인 방법으로는 예측할 수 없는 고장유형(FM, Failure Mode)의 발생을 체계적이고 종합적으로 찾아낸 뒤, 반정량적半定量的이더라도 그 고장유형 중에서 대책을 마련해야 할 우선순위를 정하는 것이다.

제조업 등에서는 통계적 데이터가 있다면 정량적으로 검토할 수 있지만, 의료계에서는 다양한 환자의 모습별로 통계적 데이터를 얻을 수 없기 때문에 반정량적으로 검토할 수밖에 없다.

4.4 FMEA의 대상

의료계에서는 개선의 주요 대상이 사물이 아니라 사람 및 사람이 하는 작업과 그 틀이다. 따라서 작업과 틀이 개선의 대상이 된다.

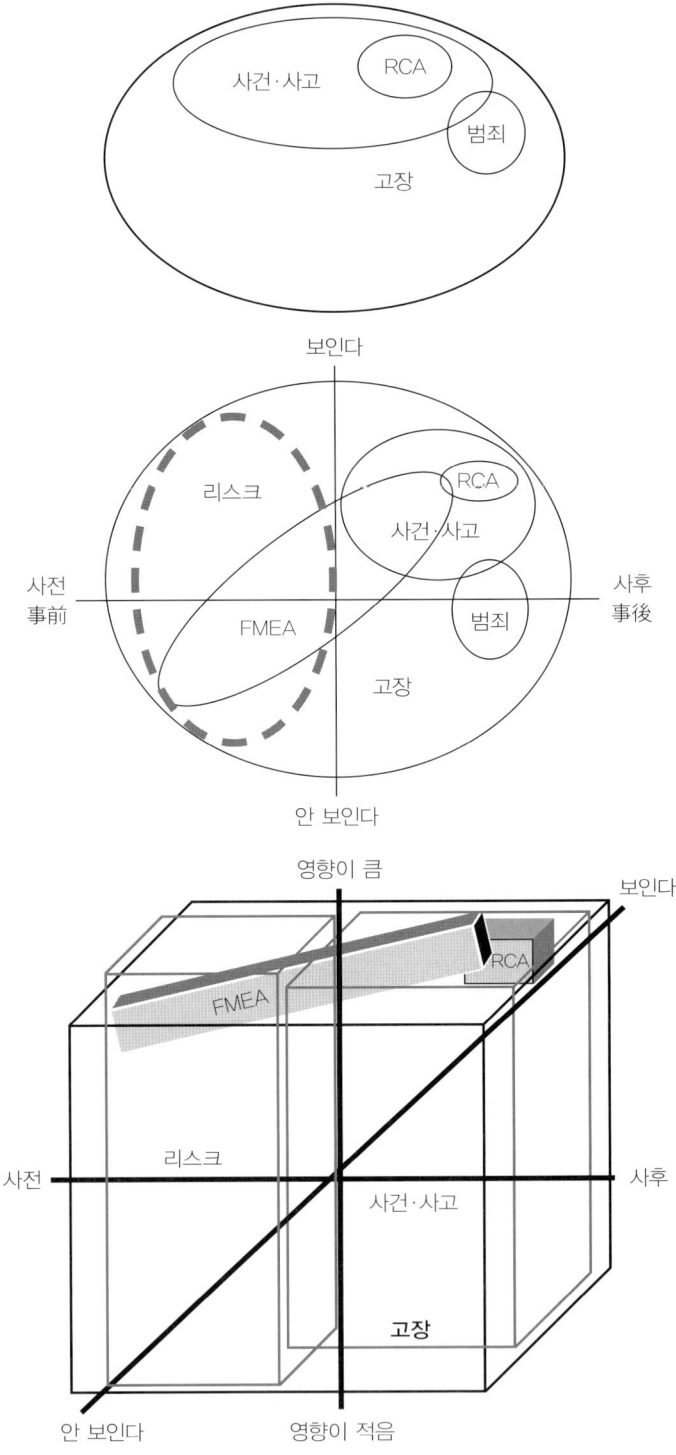

그림 4-4 고장의 조사와 분석 방법의 사고방식

FMEA의 대상 업무는 부정적 영향이 큰 고장을 불러일으킬 수 있는 업무다. 그래서 사고(accident) 및 사건(incident)의 빈도와 중요도를 참고하여 대상을 선정하기도 한다. 모든 업무의 모든 고장을 분석하는 것은 불가능하고, 또한 그럴 필요도 없다. 이에 대한 자세한 내용은 뒤에 서술한다.

4.5 FMEA의 효용

FMEA는 업무에서 발생하는 문제와 고장유형을 빠짐없이 파악하여 사전에 예방하는 방법이다. 그래서 해당 업무를 종합적으로 분석하고, 고장 또한 유형별로 분석하는 것이다. 이러한 유형을 '모드mode' 프로세스라고 한다. 유형화하여 분석하는 이유는 해당 업무에서 일어날 수 있는 고장이 무수히 많을 수 있고, 그러한 고장을 유형별로 나누어 검토하면 여러 프로세스에서 고장을 없앨 수도 있기 때문이다. 이러한 경우에는 범용적인 FMEA가 된다. 이것을 '층별層別(stratification, 다양한 자료를 요인별로 나눈 뒤 몇 개의 층으로 나누어 해석)'이라고 한다.

그러나 같은 유형이더라도 프로세스의 단계에 따라 전혀 다른 고장이 발생하거나, 혹은 같은 고장이더라도 영향이 다른 경우가 많다. 따라서 일반적이지 않은 해당 업무의 각각의 프로세스마다 작업 단위로 자세히 검토하여 구체적인 대책을 세워야 한다. 즉, 구체적이고 세세한 분석이 필수적이기에 FMEA에서는 개별 업무와 개별 프로세스 검토가 기본적이다.

그리고 대책을 세울 때에는 특성 요인을 묘사한 그림을 이용하거나 '왜?'라는 의문을 반복해가며 근본 원인을 추구하는 조치(RCA)가 필요하다.

4.6 FMEA의 부수적 효과

FMEA는 문제를 사전 예방하는 데 도움이 될 뿐만 아니라, 조직 내에서의 의사소통, 정보 공유, 교육 수단으로서도 큰 의의가 있다. 그룹 토의를 하는 가운데 직종과 부서에 상관없이 평등한 분위기에서 논의할 수 있는 분위기가 조성된다. 또한 업무의 목적을 재확인하고, 업무를 분석·재검토할 수 있다. 업무의 과정을 그림으로 작성하여 시각화하는 과정에서 업무에 잠재되어 있는 문제가 분명하게 드러나는 경우노 많다. 그리고 문제가 있는 곳을 알게 되면, 그 원인을 분명하게 밝히지 못하더라도 대책을 세울 수가 있다.

4.7 FMEA의 한계

FMEA의 기본적인 개념과 발달 경위에서도 그 한계는 분명하다. 그러나 FMEA의 한계를 이해하고 활용하면 효과가 크다.

FMEA는 각 부품과 제품의 고장 발생도, 심각도, 검출도에서 RPN(Risk Priority Number, 이 책에서는 '위험도'라고 했음)을 구하는 방법인데, 복잡한 시스템과 서로 영향을 주고받는 병렬적인 작업에 이용할 때에는 문제가 많다. 따라서 복잡한 시스템과 병렬적으로 이루어지는 작업을 검토할 때에는 몇 개의 모듈로 나누어 검토할 필요가 있다.

FMEA는 고장유형의 독립성을 전제로 한다. 그렇기 때문에 FM과 서로 영향을 주고받거나 인과관계가 있다면 적절하게 분석할 수 없기에, 그러한 경우에는 FTA를 이용한 FMEA가 효과적이다(IEC 60812: 2006).

FMEA는 일반적인 업무의 문제를 해결하는 것이 아니라, 앞서 언급한 바와 같이 그 시설과 관련된 업무에서 발생한다고 생각되는 고장을 추출하여, 일어날 수 있는 문제를 사전에 예방하는 것이다. 따라서 FMEA를 시행하여 그 업무에 존재하는 '고장유형을 유발하는 원인'을 해결할 수 있어도 다른 유형의 고장유형에는 대응할 수 없다. 또한 고장유형은 같아도 업무가 다르다면 효과가 없는 경우도 있다. 그리고 시설마다 상황이 다르다보니 다른 시설의 FMEA의 결과를 그대로 적용해도 안 된다.

당연한 일이지만 해당 업무의 과정을 변경했다면 새로운 FMEA를 시행하고 검토할 필요가 있다. 그리고 한번 검토하면 그것으로 끝이 아니라 상황의 변화에 따라 지속적인 업무 개선이 필요하다. 이를 '변화관리'라고 한다.

FMEA는 구체적이고 상세한 작업 단위에 따른 분석이 필수적이기 때문에 시간적 제약에 직면하는 경우가 많다. 따라서 다음에 언급하는 바와 같이 대상 업무 및 작업 선정과 FMEA 실시 시기 등의 검토가 중요하다.

FMEA 단독으로는 신뢰성과 안전을 확보하기가 어려우므로 다른 방법과 병용하면 매우 효과적이다.

4.8 FTA·RCA의 차이점 및 함께 사용하기

FTA와 RCA는 모두 사후 대책의 신뢰성을 확보하기 위한 방법이다.

FTA는 고장이나 사고가 발생한 뒤 그로부터 시간을 거슬러 올라가 그 요인이 된, 또는 관련된 일과 현상을 일으킨 원인을 추출하는 하향식(top-down, 위 단계에서 아래 단계로 진행) 방식이다(표 4-1). 일반 산업계에서 FTA가 이용되는 이유 중 주요한 것 하나는 고장과 사고에 관한 통계적 데이터가 있는 경우가 많고, 정량적 분석도 가능하기 때문이다.

표 4-1 FMEA와 RCA의 차이점

	FMEA	RCA
분석 목적	대응해야 하는 고장유형 선정	발생된 고장의 원인 규명
분석 대상	사람·작업·업무·업무 공정	사건
분석의 사고방식	사고와 고장을 얼마나 일으키는가?	사고와 고장이 일어난 경과와 원인은 무엇인가?
분석 순서	상향식(bottom-up) 부품에서 제품으로, 단위 업무에서 공정 전체로	하향식(top-down) 사건(고장)에서 거꾸로 거슬러 올라가 원인을 분석
사고 방법	연역법	귀납법
고장 발생과 분석의 관계	사전 예방 미래의 것	사후 대응 과거의 것
고장의 특정	발생할 가능성을 종합적으로 추출	사실을 구체적으로 명확하게 특정
업무 흐름 분석	필요	필요

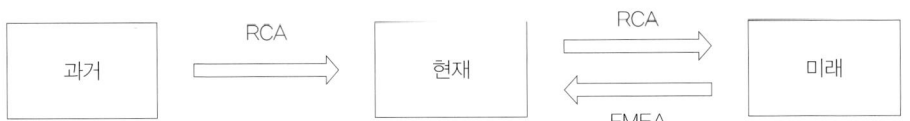

그러나 의료계에서는 다양한 상태의 환자에 대해 개별적으로 대응하기 때문에 데이터가 충분하지 않다. 그렇기 때문에 정성적 분석 방법의 일환으로 RCA를 실시하는 곳이 많다. 한편 FMEA는 부품에서 제품으로 상향식(bottom-up, 세부적인 부분에서 시작)으로 고장을 조사한다. 그리고 RCA는 사후 대책을 마련하기 위한 방법이고, FMEA는 사전에 예방하는 대책을 마련하기 위한 방법이다.

의료 안전을 확보할 때에는 사고 보고의 빈도수가 많은, 또는 중요도가 높은 업무 프로세스를 업무 흐름도에서 찾아서 FMEA를 이용하여 그 프로세스를 검토하면 유용하다. 즉, RCA와 FMEA를 병용하는 것이 중요하다. 이렇게 신뢰성을 향상시키기 위해 몇 가지 방법을 같이 이용하는 것이 일반적이다. 아울러 양자의 특징을 이해하고 활용하는 것이 중요하다.

4.9 FMEA의 기원과 국제 규격(IEC 60812)

FMEA는 미군의 절차서인 〈MIL−P−1629〉(고장유형과 영향 및 치명도 분석 실시 순서, 1949년)와 미국 국방성의 신뢰성 조사 연구인 〈AGREE 보고서〉(1953)를 통해 '신뢰성에 관한 설명서'로 확립되었다. 아울러 신뢰성에 관한 종합설명서인 〈MIL−P−27542〉(항공·우주 시스템, 서브시스템, 기기에 대한 신뢰성 계획의 요구 사항)에도 FMEA가 규정되어 있다. 그 후 〈MIL−STD−1629A〉(FMECA의 실시 순서, 1980년)에 의해 FMEA가 민간 기업에도 표준으로서 보급되었다.

미국 항공우주국(NASA)은 SAE(Society of Automotive Engineers, 미국 자동차기술협회) 규격의 〈SAE−ARP−926〉[고장유형, 영향 및 치명도 분석(FMECA)을 위한 설계 분석 절차, 1967년]을 채택했다. 이 규격은 MIL 규격으로도 채택되었으며, 더 나아가 민간 국제 규격으로서 IEC(국제전기표준회의) 규격의 IEC 300(신뢰성 관리 개요)도 이 규격에 따라 1969년에 제정되었다. 그 후 〈IEC 60300〉 시리즈[신인성 관리(dependability management)]가 되면서 〈IEC 60300−2〉에서는 신인성 관리 프로그램 작업에 FMEA가 명기되었다.

〈ISO 9004:2000〉(품질관리 시스템 성과 개선 지침)은 구체적으로 FMEA와 FTA의 활용을 권장하고 있다.

FMEA에 관한 사고방식과 실시 방법은 다양하다. 그래서 FMEA의 통일된 국제 규격으로서 〈IEC 812〉(시스템의 신뢰성을 위한 분석 기법−고장유형 및 영향 분석 절차)가 1985년에 제정되었으며, 2006년 1월에 〈IEC 60812〉[시스템 신뢰성 분석 기법−고장유형 및 영향 분석(FMEA) 절차]로 전면 개정되었다.

〈IEC 60812〉는 FMEA의 효과와 한계를 잘 이해하고, 각각의 업계와 조직에 적절한 것을 선택하여 실시하도록 권장하고 있다. 더구나 병원, 임상검사실, 학교 제도, 기타와 같은 제조업 이외의 작업 프로세스에 적용할 수 있다고 명기한 것은 주목할 만하다고 생각한다.

개정된 변경 사항은 다음과 같은 5가지다.

① 고장유형 영향 및 치명도 개념 도입

② 자동차 산업에서 널리 이용되는 방법 포함

③ 다른 고장유형 분석 방법 인용 및 관계 추가

④ 사례 추가

⑤ FMEA의 다양한 장점과 단점을 안내하는 내용을 게시

5장. 고장유형

5.1 '고장'이란 무엇인가?

　FMEA(Failure Mode and Effects, 고장유형 및 영향 분석)의 Failure 는 고장으로, Mode는 유형으로, 즉 Failure Mode는 '고장유형'으로 번역했다.

　failure에는 실패, 불이행, 부족, 손상, 기능 정지, 고장, 도산, 낙제 같은 의미가 있다.

　고장에 대해 〈JIS Z 8115〉[디펜더빌리티dependability(신인성)라는 용어]는 '아이템이 규정된 기능을 상실한 것'으로 정의하고 있다. 아이템 이란 부품, 구성품, 장치, 서브시스템, 기능적 단위(unit), 기기 및 시스템 등으로서 신뢰성을 검토하는 대상의 모든 것을 말한다.

　또한 결점(defect)은 아이템 가운데 존재하는 이상(규격 외) 등 고장 원인이 되는 상태 또는 장소라고 정의하고 있다.

　국제 규격인 〈IEC 60812〉에서 failure(고장)는 "아이템이 요구된 기능을 수행하는 능력을 상실한 것"이라 한다. 아울러 fault(고장)는 "아이템이 요구된 기능을 수행할 수 없는 상태이지만, 예방 보전 또는 예정된 활동으로 수행할 수 없는 상태 혹은 외부 자원이 부족해서 수행할 수 없는 상태를 제외한다"고 구분하고 있다. 아이템이라는 것은 개별적으로 검토할 수 있는 부품, 구성요소, 장치, 서브시스템, 기능 단위, 기기 또는 시스템으로 정의되어 있다. 참고로 이야기하자면 아이템

이란 하드웨어, 소프트웨어 또는 그 둘 모두로 구성된 것이고, 특수한 경우에는 사람을 포함하기도 한다. 보통 하드웨어 FMEA는 사람 및 사람과 하드웨어/소프트웨어의 교환을 대상으로 하지 않지만, 프로세스(과정) FMEA는 일반적으로 사람의 활동을 포함한다고 되어 있다.

의료계에서는 접점接点(인터페이스)이 중요하다는 것을 그림 1-3에서 강조했다. 인터페이스는 단순하게 접촉하는 것이 아니라 '맞춤 조정'이다. 바로 face to face가 중요하다.

〈IEC 60812〉는 역사적인 경위가 있기 때문에 그 문서는 폴트fault를 고장과 같은 의미로 이용한다고 되어 있다.

고장 원인과 관측된 고장유형을 나타낼 때에는 각각 'failure cause'(고장 원인)와 'fault mode'(고장유형) 같은 용어를 이용할 수 있다.

제2부에서도 설명하겠지만 의료계에서는 주로 프로세스 FMEA를 시행하기 때문에 사람 및 사람의 활동을 대상으로 한다. 아이템으로서 사람 또는 사람을 포함한 시스템을 상정하고 있기 때문에 failure를 '고장'으로 번역한 것은 적절하다고는 말할 수 없다. 또한 '부전不全'은 기능 정지·기능 장애를 일반적으로 의미하지만, 의료계에서는 심부전(heart failure), 간부전(hepatic failure), 신부전(renal failure)과 같이 장기의 기능 장애를 의미하고 있어서 오해를 부르기 쉽기 때문에 적절한 번역이라고 할 수 없다. '실패'라고 번역하는 경우도 있는데, 실패라고 하면 "그럼 누가 했느냐?"는 식의 책임 추궁이 뒤따르는 경우가 많고, 또한 failure가 반드시 실패와 과실만을 의미하지도 않는다. 따라서 이 책에서는 '고장'이라는 표현을 이용한다. 앞서 말한 바와 같이 의료안전관리자 양성 연수 과정에서도 고장(이 경우에는 '상태가 좋지 않다'는 의미)이라는 표현을 사용하고 있다.

5.2 '유형', 즉 모드mode란 무엇인가?

mode에는 방법, 방식, 양식, 형태(상태), 유행, 관행, 법, 양태樣態, 병수竝數, 최빈값, 음계音階, 광물의 조직 같은 의미가 있다. FMEA에서는 유형(양식)이라는 의미로 사용된다.

5.3 '고장유형'이란 무엇인가?

고장유형이란 〈JIS Z 8115〉에서는 고장상태의 형식에 의한 분류, 예를 들면 끊어짐, 전기의 단락, 꺾임에 의한 파손, 마모, 성능 감소 등으로 정의하고 있다.

〈IEC 60812〉에서는 '아이템이 고장나는 법'이라고 정의되어 있다.

사물에서는 변형, 균열, 파손, 마모, 부식, 분소焚燒(불에 탐), 느슨해짐, 고물이 됨 같은 고장을 있는 그대로 파악할 수 있고, 대상으로 하는 고장유형을 있는 그대로 확인할 수 있다. 그러나 공정은 움직임과 흐름이 있기 때문에 동영상으로 기록하지 않는 한 실태를 확인할 수 없다. 또는 확인이 어렵다. 그래서 기능 달성을 방해하는 상태를 기술하는 연구가 필요하다.

기능은 '명사+동사' 형으로 기술할 수 있다. 사람의 경우에 기능은 사람의 물리적 움직임이나 상태로 나타내지만, 설계 및 공정, 의료 같은 경우에는 사람이 해야 할 기능을 방해하는 실태가 고장유형이다. 사람과 관련된 경우에는 대상물의 기능을 명확히 할 필요가 있지만 대상이 사람의 업무인 경우에는 업무 기능, 즉 업무의 목적을 명확하게 할 필요가 있다.

필자들은 '고장 모드'라는 표현은 오해하기 쉽고 적절하지도 않기 때문에, '고장유형'이라고 쓰기를 권장하고 있다. 연수 과정이나 강의 등에서도 '고장유형'으로 통일하여 사용하고 있다.

5.4 해석과 분석

analysis를 번역할 때는 일반적으로 FTA와 FMEA는 '해석', RCA는 '분석'이라고 표현한다. 그러나 이 책에서는 RCA와의 정합성整合性도 고려하여 analysis만 언급하는 경우에는 FMEA에서도 '해석'이 아니라 '분석'으로 표현한다.

단 FMEA의 번역은 전문용어로 이루어졌기 때문에 '고장유형 및 영향 분석'이라는 표현을 그대로 사용한다.

6장. FMEA 실시 순서의 개요

6.1 FMEA 실시 순서의 개요

FMEA 실시 순서의 개요는 다음과 같다. 자세한 것은 제2부에서 해설한다.

순서 1: 분석 대상 업무(프로세스) 선정

순서 2: 분석 팀 구성

순서 3: 분석 대상 업무(프로세스)에 대한 이해 - 업무 프로세스 조사 단위 업무까지 분석(업무흐름도, 업무과정표 작성)

순서 4: FMEA 워크시트 준비

순서 5: 고장유형 추출

순서 6: 크기와 논리의 일관성 확인

　　　(1) 크기 재확인과 대응

　　　(2) 논리의 일관성 확인

　　　(3) 부적절한 표현 쓰지 않기

순서 7: 영향 평가 - 이후 프로세스에 미치는 영향, 전체에 미치는 영향

　　　(1) 발생도 평가

　　　(2) 심각도 평가

　　　(3) 검출도 평가

(4) 위험도 평가

순서 8: 위험도의 크기 또는 조직의 목표에 따라 대책을 마련해야
하는 고장유형 검토(이하, 원인 분석과 대책 순으로 진행한다).

6.2 FMEA 실시 순서와 이후 프로세스

FMEA의 목적은 고장을 사전에 예방하는 것이지만, 분석만으로 끝
나면 의미가 없다. 고장유형을 일으킬 원인을 분석한 뒤에는, '대책'이
라는 이후 프로세스가 이어진다.

네리마 종합병원에서 FMEA를 도입할 때에 FMEA의 해설서를 찾은
결과, 전체에서 '순서 5. 고장유형 추출'의 다음 공정으로 '원인 분석'을
들었다(표 6-1, 표 6-2).

그러나 FMEA의 목적은 원인 규명이 아니라 아이템이 소정의 기능
을 달성하는 것을 방해하는 고장유형의 심각도를 분석하는 데 있다.

표 6-1 설계 FMEA의 예

부품의 이름	기능	고장유형	상위 시스템으로의 영향	고장유형의 중요도				고장 원인	시정 조치
				발생도	심각도	검출도	중요도		

표 6-2 프로세스 FMEA의 예

공정의 이름	공정의 기능	고장유형	고장유형의 영향	고장유형의 원인	고장유형의 중요도				시정 조치
					발생도	심각도	검출도	중요도	

FMEA 워크시트에 원인 규명에 관한 프로세스를 삽입하면 '이 단계에서 원인을 검토해야 한다'고 오해하도록 만들 가능성이 있고, 또한 FMEA를 실시하는 작업을 도중에 방해한다.

따라서 기재하지 않는 편이 낫다고 판단해 원인과 대책을 적는 란을 삭제한 FMEA 워크시트를 작성하여 이용하고 있다(표 6-3, 9-4 참조). 만일 원인을 기재하고 싶으면 모든 작업의 마지막 칸에 기재하는 것이 좋다.

고장유형을 없애려면 원인 규명을 반드시 해야만 한다. 하지만 원인을 상세히 규명하려면 특성요인도特性要因圖와 FTA 및 RCA 등을 이용할 필요가 있다. FMEA 워크시트에 원인을 쉽게 기재하여 그 단계에서 원인을 이해하면 RCA는 필요가 없다.

이 책은 FMEA를 분석하고 실습하기 위한 해설서이자, 고장유형에 의한 영향의 크기, 즉 위험도의 순위를 정하는 것을 주목적으로 하기 때문에 분석에 이어 이후 프로세스에 원인 분석과 대책 입안, 대책 실시, 결과 평가까지 있음을 지적하는 정도로 그쳤다.

표 6-3 FMEA 워크시트(네리마 종합병원판)

〈 〉FMEA 워크시트												작성일: 년 월 일 작성자:		
직종	대분류	소분류	프로세스 No.	단위업무	업무의 목적·기능	상황 (scene)	고장유형 (FM)	발생도 A	1차 영향 업무에 대한 FM의 영향	2차 영향 환자에 대한 FM의 초기 영향	3차 영향 환자에 대한 FM의 그 후 영향	심각도 B 환자에 대한 심각도	검출도 C	위험도 A×B×C

이후 프로세스인 '실시'는 원인 분석, 대책 입안, 대책 실시까지를 일련의 공정으로서 검토할 필요가 있음을 나타내기 위해 제2부에서 필요한 만큼 해설하면서, 네리마 종합병원에서의 약제 업무 사례를 소개하고 있다.

7장. FMEA 실습에서 유의 사항

7.1 FMEA 실습 권장

　네리마 종합병원에서의 실천에 더해, 서부병원단체협의회와 전국일본병원협회가 주최한 의료안전관리자 양성 연수 과정을 11년간 실시한 결과 다양한 문제점과 유의 사항이 밝혀졌다. 우선 FMEA를 실무에서 실천하기 전에 실습하는 것이 바람직하다.

　다음에 서술하는 사항에 유의하여 이 책을 읽고 진행하면 효율적으로 학습할 수 있을 것이다. 또한 자신의 병원에서 실제로 FMEA를 할 때에 옆에 두고 참고하면 다른 기회에 이러한 유의 사항을 깨닫게 될 경우가 많으리라고 생각한다.

7.2 실습 진도가 늦어지는 이유

　실습을 해도 나아지지 않는 이유, 즉 이해를 충분히 하지 못하는 이유는 다음과 같다.

1. 전국에 있는 여러 병원의 직원이 참가했다.
   _ 설립 주체, 종별, 규모, 입지 조건, 이념과 방침이 다른 병원 직원들이 참가했다.
2. 다양한 직종과 관리직의 사람들이 참가했다.
   _ 이사장, 원장, 의사, 간호부장, 간호과장, 약사, 검사실 기사, 방사선 기사, 사무장 등이 참가했다. 대부분이 관리직이고, 현장 업무를 충분히 이해하지 못한 사람도 많이 보였다.
3. 그룹워크 경험자가 적다.
   _ 그룹워크를 해본 경험이 없는 참가자가 많고, 그룹워크에 익숙해지는 데 시간이 필요하며, 거의 발언하지 않는 사람도 있다. 또한 역할 분담을 하는 데도 시간이 필요하다.
4. 질 관리에 관한 사고방식과 방법에 대한 이해가 충분하지 않다.
   _ 4일간의 강의를 수강했을 뿐, 텍스트와 교재를 미리 읽지 않았거나 수강 후 많은 날이 흘렀기 때문에, 실습 당일에 복습의 일환으로 질 관리 및 신뢰성기법 개요를 강의했다. 하지만 질 관리 사고방식과 방법에 대한 이해가 충분한 편은 아니다.
5. 실습 목적을 잊었다.
   _ 다음과 같은 것이 눈에 많이 띄었다.

   • 실습에서 제시한 해당 업무와는 관계없는 사항을 검토한다.
   • 실습에서 제시한 구체적인 사례와는 관계없는 일반론과 겉모습만 말하는 경향이 있다.
   • 해당 업무에서는 중요하지 않은 사항을 검토한다. 더욱이 타 업무에서는 문제가 되는 것도 있다.
   • 중요한 점에 대해 깊이 생각하지 않고 하찮은 일에 발목을 잡는다. 해당 업무에서 무엇이 문제인가를 파악하지 않았다.
   • 분석에 맥락이 없고, 논리적 비약이 많다. 직종에 따라서는 해당 업무에 정통하지 않은 것도 논리가 비약하는 원인일 것이다.
   • 나온 결과에 맞추는 전개를 한다. 따라서 방법을 이해하고 논리를 전개시킬 방법을 배우기보다 도표 같은 성과물을 형식적으로 작성하는 것이 목적이 된다.

앞서 말한 바와 같이 '문제'라고 생각되지 않는 사항에 대해 논의하는 경우가 많고, 결과로서 논의해야 하는 사항이 빠지는 경향이 있다.

또한 실습수강생이 자신의 병원에서 일어난 실제 사례가 아니기 때문에 '해결해야 한다'는 현장감과 절실함이 없는 것도 이유 중 하나라고 생각한다.

그리고 결론을 먼저 생각하고, 그것에 도달하는 절차를 뒤에서부터 연결하는 경우가 있다. 즉, 결론부터 내고서 논의를 한다. 그래도 논리가 이어지면 괜찮지만, 논리의 비약이 많이 보인다. 정치화精緻化(정교하고 치밀하게 함)는 필요하지 않다고 말할 수 있지만, 정합성整合性이 없으면 실습도 의의가 없다.

실습수강생이 이끌어낸 고장유형이 적절하다고 할 수 없는 경우가 많았다. 이른바 다음과 같은 사항을 고장유형이라고 하는 경우가 그렇다.

- 고장의 결과로서 나타나는 영향을 '고장유형'이라고 한다(예: 수액이 샘, 혈관이 아픔, 수액 주입 시작이 늦어짐).
- 여러 고장유형을 한꺼번에 기재하고 있다(예: 환자의 이름 부르기와 병상 이름 미확인).
- 포괄적이고 일반적인 표현을 쓰고 있다(예를 들면, "수액 주사바늘 삽입 순서를 착각했다" 같은 표현은 무엇이 어떻게 틀렸는지를 명확하게 알 수 없다).

실습의 목적은 신뢰성기법(이 책에서는 FMEA)의 이해와 체험이다. 분석 내용의 정치화가 아니라, 사고방식과 구체적인 분석 방법을 배우는 것이다. 실습을 시작하기에 앞서서 이 실습의 목적을 설명했지만, 정작 시작하면 지엽적인 일에 발목을 잡히면서 앞으로 진행하지 못하는 그룹이 많았다.

7.3 병원 단체 등의 연수로 다른 병원 직원들과 함께 실습할 때

따라서 효과적인 실습을 하려면 다음과 같은 것에 주의하는 것이 좋다.

1. 같은 테이블의 참가자는 같은 병원의 직원이라고 가정한다(실제로는 다른 설립 주체, 지역, 종별, 규모의 병원이다. 그런데다가 초면이기 때문에 조정에 시간이 걸린다).
2. 대상 업무로 제시된 병원의 구체적 상황에 대해 상의하거나 지정 사항을 결정한다.
3. 과제와 관련된 업무에 관계하는 부서에서 모인 FMEA 팀의 일원이라고 가정한다.
4. 그룹 토의를 해본 경험이 없는 사람이 많으면, 설정 상황을 조정하는 것뿐만 아니라 그룹 토의 방법에 익숙해지게끔 노력한다.
5. 업무과정표(그림)를 작성할 때는 설정된 상황에 따라 자신의 병원의 상황에 끌려가지 않도록 유의한다.
6. 실습 대상의 업무 분석에 필요한 정보(규모, 기능, 설립 주체, 지역 등)가 기재되어 있지 않다면 그룹 내에서 합의하여 규정한다.
7. 그룹 내의 역할 분담(리더, 서기, 시간관리자, 발표자 등)을 신속히 한다.
8. 실습의 목적은 FMEA의 사고방식과 분석 방법을 배우는 것이므로, 그림이나 논리를 정치화할 필요는 없다. 단, 논리의 정합성은 필요하다. 이를 명심한다.
9. 워크시트의 모든 칸을 채울 필요는 없다. 그러나 분석의 흐름은 대강 경험해본다.

7.4 자신의 병원에서 FMEA를 실시할 때 유의 사항

병원에서 FMEA를 실습할 때에는 구성원들이 같은 병원의 직원이라 병원의 환경과 상황을 잘 알고 있기 때문에 조정하는 노력이 거의 필요 없다. 부서와 직종이 다르기 때문에 인식과 지식에 차이가 있어도 쉽게 확인·조정이 가능하고, 전달도 가능하다.

실제로 경험한 사례에 관한 실습은 현실감이 있어 바람직하지만, 실습에 지장을 준다면 고유명사와 시간 설정을 바꿔도 좋다.

또한 실습으로서가 아니라 실무로서 FMEA를 실시하고 있으면 해당 업무를 맡고 있기에 잘 알고 있는 부서의 직원이 참가하게 되니 조정할 필요가 없다. 그리고 분석참가자 모두가 FMEA를 경험한 사람일 필요도 없다. 그러나 참가자는 반드시 해당 업무를 맡고 있는 사람일 필요는 없지만, 업무를 잘 알고 있어야만 한다.

이러한 것들을 모두 염두에 두고 이 책의 실습문제를 다루기 바란다.

8장. 그룹워크에서의 유의 사항

의료안전관리자 양성 연수 과정에는 전국에서 온 간부직원과 관리자가 참가한다. 하지만 그중에는 그룹워크(GW)를 경험한 적 없는 사람이 많고, 또한 GW를 경험한 사람도 GW의 방법을 이해하지 못한 경우가 많다. 가장 중요한 것은 GW에서 자신의 역할을 인식하고 있지 못한 사람이 많다는 사실이다. 그렇기 때문에 GW의 진행이 잘 이루어지지 않고, 결과적으로 실습 목적을 달성하지 못하는 경우가 많다.

모든 일에 공통되는 사항이지만 5W1H 중 특히 Why, 즉 '목적'에 유의해야 한다. GW의 '목적이 무엇인가?'이다. 7-2의 '5. 실습 목적을 잊었다'에서 나타낸 것과 같은 경우가 많다. 다시 말하면 실습에 참여하는 목적, 실습 목적인 분석 대상 업무의 목적, 해당 단위 업무의 목적 등을 잊고 있다.

팀워크·그룹워크 방법, 도구 활용, 그룹워크의 기본 원칙, 발표 방법, 질의 방법 등 네리마 종합병원의 관리자 연수에서 GW의 유의 사항과 명심할 것을 요약한 내용을 그림 8-1에 나타냈다.

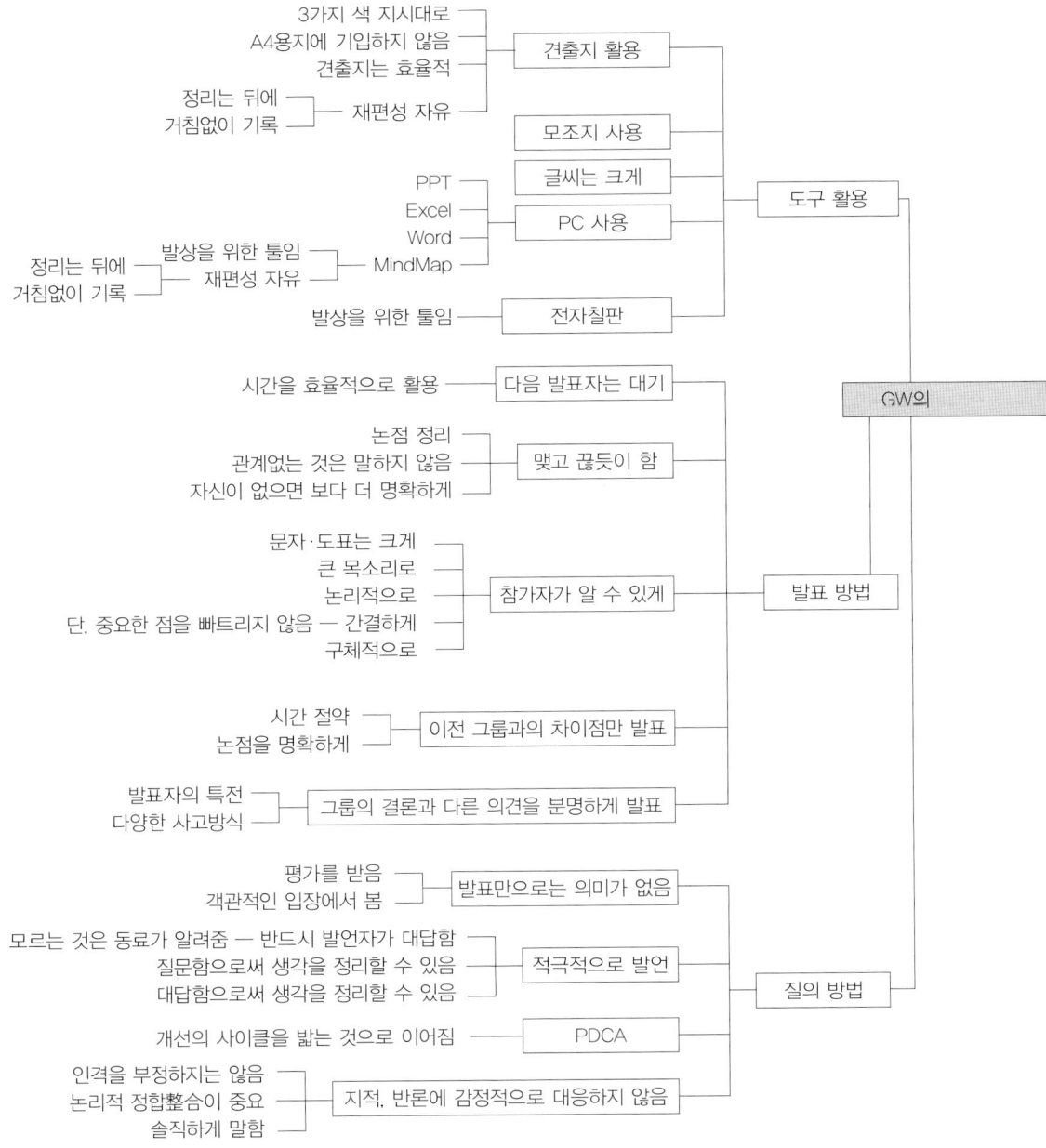

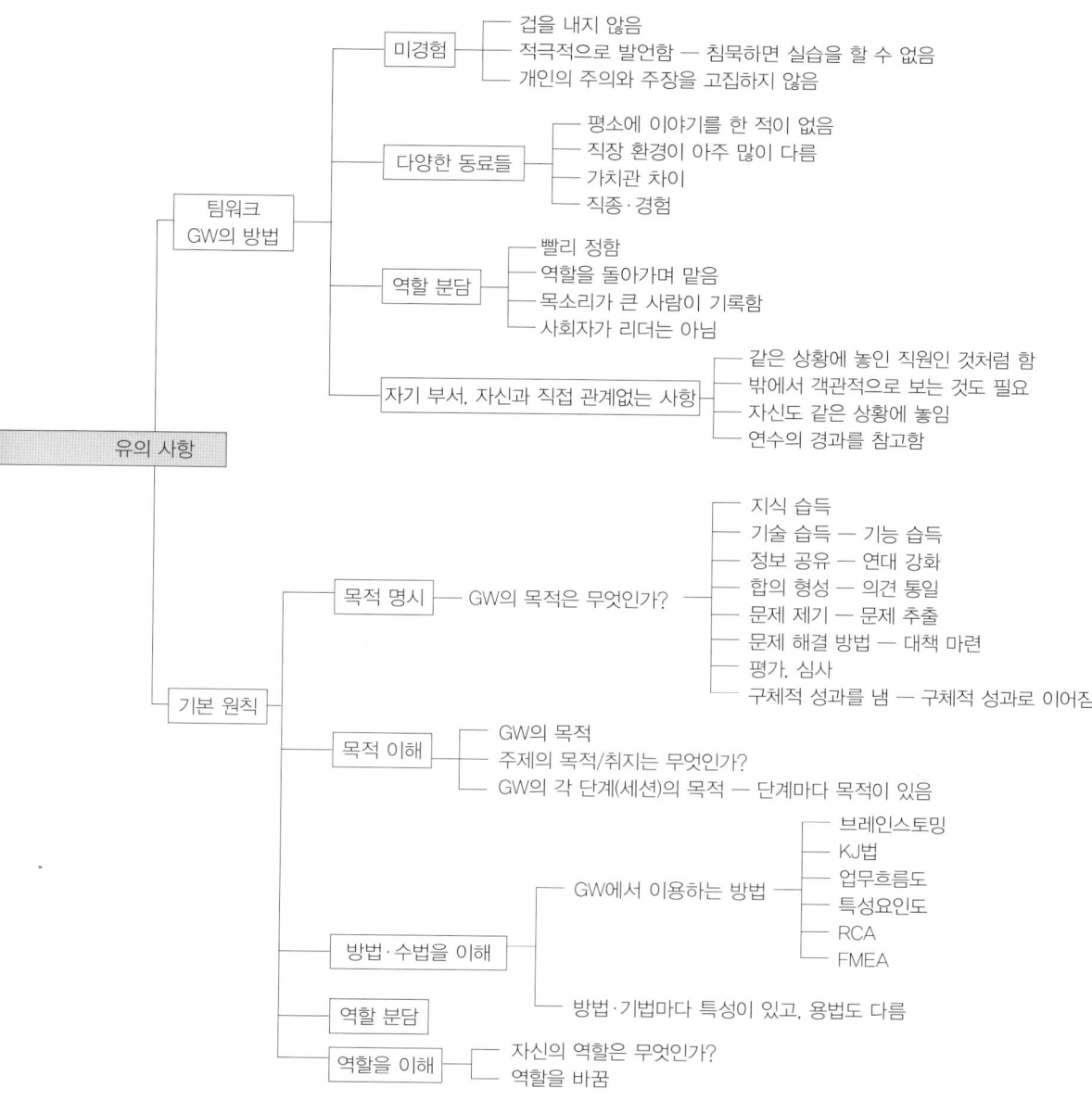

유의 사항

팀워크
GW의 방법

- 미경험
  - 겁을 내지 않음
  - 적극적으로 발언함 — 침묵하면 실습을 할 수 없음
  - 개인의 주의와 주장을 고집하지 않음
- 다양한 동료들
  - 평소에 이야기를 한 적이 없음
  - 직장 환경이 아주 많이 다름
  - 가치관 차이
  - 직종·경험
- 역할 분담
  - 빨리 정함
  - 역할을 돌아가며 맡음
  - 목소리가 큰 사람이 기록함
  - 사회자가 리더는 아님
- 자기 부서, 자신과 직접 관계없는 사항
  - 같은 상황에 놓인 직원인 것처럼 함
  - 밖에서 객관적으로 보는 것도 필요
  - 자신도 같은 상황에 놓임
  - 연수의 경과를 참고함

기본 원칙

- 목적 명시 — GW의 목적은 무엇인가?
  - 지식 습득
  - 기술 습득 — 기능 습득
  - 정보 공유 — 연대 강화
  - 합의 형성 — 의견 통일
  - 문제 제기 — 문제 추출
  - 문제 해결 방법 — 대책 마련
  - 평가, 심사
  - 구체적 성과를 냄 — 구체적 성과로 이어짐
- 목적 이해
  - GW의 목적
  - 주제의 목적/취지는 무엇인가?
  - GW의 각 단계(세션)의 목적 — 단계마다 목적이 있음
- 방법·수법을 이해
  - GW에서 이용하는 방법
    - 브레인스토밍
    - KJ법
    - 업무흐름도
    - 특성요인도
    - RCA
    - FMEA
  - 방법·기법마다 특성이 있고, 용법도 다름
- 역할 분담
- 역할을 이해
  - 자신의 역할은 무엇인가?
  - 역할을 바꿈

그림 8-1 그룹워크에서의 유의 사항

제2부 각 론

이이다 슈헤이·야나가와 다츠오·가네우치 사치코

본 편에서 소개하는 사례는 주로 네리마 종합병원에서 작성한 것이다.

[네리마 종합병원의 개요]

외래환자 수: 1일 평균 500명

입원환자 수: 1일 평균 180명

허가병상 수: 224개

직원 수: 370명

9장. FMEA를 실시하는 순서

의료 현장에서의 FMEA 실시 순서를 다음과 같이 기술했다(표 9-1).

표 9-1 FMEA의 실시 순서

실시 순서	이 책의 항목
1. 분석 대상 업무(프로세스) 선정 (1) 분석 대상 업무(프로세스) 선정 방법 (2) 분석 대상 업무(프로세스) 범위 선정 (3) 분석 대상 업무(프로세스) 분석 지시	9.1장
2. 분석 팀 구성	9.2장
3. 분석 대상 업무(프로세스) 이해 (1) 업무(프로세스) 조사 (2) 업무흐름도 작성 (3) 업무과정표 작성	9.3장
4. FMEA 워크시트 준비	9.4장
5. 각 프로세스의 고장유형(FM, Failure Mode) 추출	9.5장
6. 크기와 논리의 일관성 확인 (1) 크기 재확인과 대응 (2) 논리의 일관성 확인 (3) 부적절한 표현 쓰지 않기	9.6장
7. 영향 평가 (1) 발생도 평가 (2) 심각도 평가 (3) 검출도 평가 (4) 위험도 평가	9.7장
8. 대책을 마련해야 하는 FM 선정	9.8장
9. 대책을 마련해야 하는 FM의 요인 분석	9.9장
10. 인간에러에 대한 대책 (1) 인간에러에 대한 대책 (2) 대책 마련의 요점 (3) 대책 결정·시행 (4) 대책 시행 후 평가 (5) 대책 표준화	9.10장

9.1 분석 대상 업무(프로세스) 선정

(1) 분석 대상 업무(프로세스) 선정 방법

FMEA를 실시하는 데는 많은 시간과 노력이 필요하다. 아울러 모든 업무(프로세스)에 적용할 수 없기 때문에 분석해야 하는 대상 업무(프로세스)를 신중하게 선정해야 한다.

분석 대상 업무(프로세스) 선정은 다음과 같은 3가지 과정을 거친다.

첫 번째는 각 현장에서 안전의 관점에서 개선해야 한다고 생각하는 업무(프로세스)를 선정하는 방법이다. 결국 현장 직원이 자신의 부서에서 잘못하기 쉽거나 위험하다고 생각하는 업무, 사건보고서를 여러 번 제출하는 업무, 안전의 관점에서 개선이 필요하다고 생각하는 업무다. 개선이 필요한 업무는 많지만, 그 모두를 FMEA로 분석하는 것은 무리이기 때문에 중대성·긴급성 등을 감안하여 우선순위를 정하고, 분석 대상 업무(프로세스)를 선정한다. 검토해야 하는 업무(프로세스)를 객관적으로 선정하기 위하여 AHP(Analytic Hierachy Process, 계층적 분석 방법)로 후보를 수치화하는 방법도 있다.

두 번째는 의료안전관리자 또는 의료안전관리위원회가 사건·사례 보고를 수집하여 FMEA의 대상 업무(프로세스)를 선정하는 방법이다. 피해의 유무와 영향·범위의 크고 작음이라는 결과뿐만 아니라, 중대한 피해를 불러일으킬 가능성 등도 감안하여 선정한다. 선정 방법과 기준은 병원마다 다르다. 즉, 병원 내의 어느 부서의 어느 업무(프로세스)에 치명적이거나 또는 중대한 사고와 고장을 일으킬 것 같은지, 일상 업무의 어디에서 중대한 실수를 일으킬 것 같은지를 파악한다. 예를 들면 연일 신문이나 TV에서 의료사고가 보도되고 있다. 자신의 병원에서는 "해당 업무에서 비슷한 안전성 문제가 없는가?", "병원 내에서 사건보고서가 여러 번 제출된 업무는 무엇인가?"라는 관점이다.

세 번째는 병원관리자(원장), 의료안전관리자 또는 의료안전관리위원회가 업무(프로세스)를 변경하거나 또는 신규 업무(프로세스)를 도입한 경우 등으로, 필요하다고 인정되는 업무(프로세스)를 분석 대상으로 한다.

RCA와는 달리 FMEA로 긴급히 분석할 필요는 별로 없다. 다만, 업무(프로세스)를 변경 또는 신규 업무(프로세스)를 도입한 뒤 처음으로 업무를 할 때에는 엄밀한 FMEA를 실시하지 않아도 되지만, 선입견에 얽매이지 말고 세심한 주의를 기울여 검토할 필요가 있다. 예측할 수 있는 고장을 예방하거나 미리 발견해야 한다. 그리고 예상하지 못한 고장에 의해 일어날 수 있는 영향을 예방하거나 미리 발견하거나 또는 미리 대처해야 한다. 이러한 것을 '조기 대응 관리'라고 한다.

네리마 종합병원에서는 의료안전관리자 또는 의료안전관리위원회가 자체 분석하기 때문에 원장이 FMEA를 실시하라고 지시하는 경우는 거의 없다. 하지만 조기 대응 관리에는 세심한 주의를 기울이고 있다.

(2) 분석 대상 업무(프로세스) 범위 선정

FMEA를 실시할 때, 업무 흐름의 처음부터 끝까지의 모든 프로세스를 분석할 수 있으면 좋을 것이다. 하지만 업무 전체의 규모에 따라 업무 흐름에서 나타난 프로세스의 어느 부분을 FMEA의 분석 대상으로 할지 정하기 위해 프로세스의 범위를 좁힌 뒤, 초점을 맞추어 분석하는 경우도 있다(그림 9-1).

범위를 좁혔다면 FMEA가 종료되었을 때 대책이 가장 많이 필요하다고 생각되는 프로세스가 빠지지 않도록 분석 팀 내에서 축소된 범위와 그 이유를 충분히 검토할 필요가 있다.

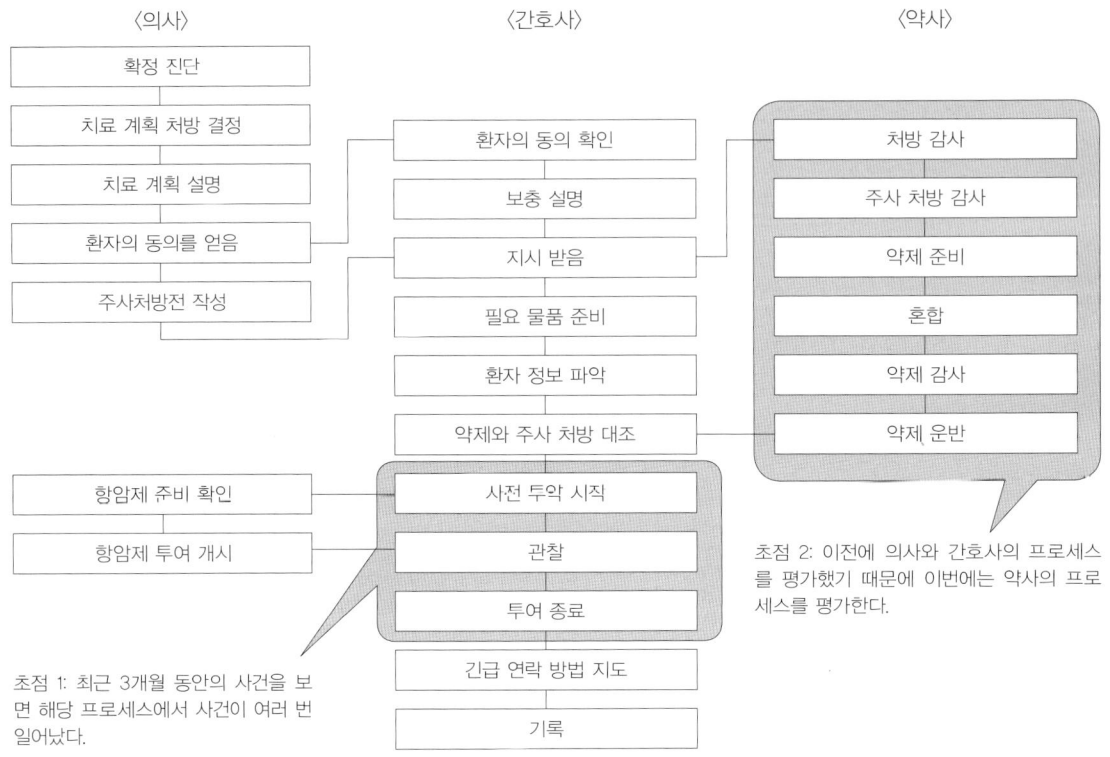

〈의사〉 〈간호사〉 〈약사〉

확정 진단

치료 계획 처방 결정

치료 계획 설명 | 환자의 동의 확인 | 처방 감사

환자의 동의를 얻음 | 보충 실명 | 주사 처방 감사

주사처방전 작성 | 지시 받음 | 약제 준비

필요 물품 준비 | 혼합

환자 정보 파악 | 약제 감사

약제와 주사 처방 대조 | 약제 운반

항암제 준비 확인 | 사전 투약 시작

항암제 투여 개시 | 관찰

투여 종료

초점 2: 이전에 의사와 간호사의 프로세스를 평가했기 때문에 이번에는 약사의 프로세스를 평가한다.

긴급 연락 방법 지도

기록

초점 1: 최근 3개월 동안의 사건을 보면 해당 프로세스에서 사건이 여러 번 일어났다.

그림 9-1 외래 화학요법 업무 흐름

(3) 분석 대상 업무(프로세스) 분석 지시

병원관리자(원장), 의료안전관리자 또는 의료안전관리위원회가 대상 업무 분석을 분석 팀(9-2 참조)에 지시한다. 해당 업무에 관계하는 직종과 부서의 직원들은 일상 업무에 상당한 시간을 쓰면서 분석을 하기 때문에 조직의 결정과 지시·명령이 필요하다.

9.2 분석 팀 구성

(1) 팀 구성 시 유의점.

분석 팀을 구성할 때는 다음과 같은 사항에 유의하도록 한다.

① 의료안전추진위원회가 해당 업무(프로세스)에 정통한 관련 부
　서·직종의 현장담당자들로 분석 팀을 구성한다. 5~6명이 적
　당하지만, 몇 명을 더 늘리거나 줄여도 괜찮다. 해당 업무를
　알고 있는 것이 무엇보다 중요하다. 작업담당자의 참가가 바람
　직하지만, 필수사항은 아니다.

② FMEA를 숙지하고 있는 사람이 1명 이상 참가할 필요가 있다.

③ 분석 팀에는 업무 전체를 볼 수 있는 리더가 필요하다. 리더는
　FMEA라는 분석 방법 자체를 이해할 필요가 있으며, FMEA
　미경험자일지라도 다른 분석 방법에 정통한 사람이 팀에 참가
　하면 문제가 없다.

(2) 리더의 역할

① 작업의 분배와 진행을 관리

　FMEA을 진행하다보면 업무흐름도와 업무과정표, FMEA 워크
시트 작성이라는 방대한 사무 작업이 발생한다. 리더의 중요한 역
할은 작업 전체를 팀원에게 적정하게 분배하고, FMEA 작업 전체
의 진행을 관리하는 것이다.

② 관련 부서와의 조정

　현장 직원은 일상 업무를 진행해야 하기 때문에 돌발적인 회의
에 참석하기가 불가능하다. 따라서 리더는 반드시 팀원이 소속된
부서의 장에게 회의와 관련된 일정을 조정해달라고 의뢰한다. 그
때 "의료의 안전을 확보하고, 사고를 사전에 예방한다"는 FMEA
의 목적을 해당 부서의 장에게 설명하여 이해를 얻어야 한다.

③ 회의 자료 준비

회의를 개최할 때 리더는 사전에 FMEA 작업에 필요한 자료의 원안을 작성하여 준비한다. 팀원에게도 사전에 자료를 배부하여 읽어보게 한다. 필요한 부분이 있으면 내용을 검토해 받아두면 효율적이다. 회의에서는 각자가 맡은 부분을 가지고 모인 뒤 미리 회의의 종료 시간을 정하고, 지정된 시간 안에 효율적으로 분석을 진행하는 것이 중요하다.

9.3 분석 대상 업무(프로세스) 이해

(1) 업무(프로세스) 조사

의료오류나 의료사고에는 다양한 요인이 복잡하게 얽혀 있다. 의료사고의 요인을 특정하여 배제하는 것은 현장에서의 업무 중에 할 수 있다. 사고를 사전에 예방하려면 현장에서 언제, 누가, 어떻게 업무를 하고 있었는가를 정확하게 파악한다. 즉, 일상 업무의 프로세스(과정)를 명확히 밝혀야 한다. 자신의 병원의 업무를 분석하지 않고 다른 병원에서의 개선책이나 안전 시스템을 그대로 도입해도 그것이 자신의 병원에 유효할지와 비용 대비 효과가 적절할지는 불명확하다.

FMEA의 의의는 아직 발생하지 않은, 다시 말하면 발생할 수도 있는 잠재적인 고장유형을 빠짐없이 분석하는 데 있다. 따라서 업무를 작업 수준까지 빠짐없이 조사할 필요가 있다.

의료계에서는 의료 행위와 사무를 처리하는 업무절차서나 기기 조작 매뉴얼은 있어도, 각 직종과 부서마다 또는 하나의 작업마다 정리해 놓거나, 일련의 업무 흐름(업무 과정)으로 파악하는 경우는 적다. 물론 업무를 프로세스로서 파악해 기술하는 경우는 드물다.

(2) 업무흐름도 작성

병원에서는 많은 직종이 많은 부서에서 협력하여 업무를 하고 있다. 그래서 업무 흐름의 전체 모습을 파악하기가 쉽지 않다. 따라서 누구나 볼 수 있도록 업무흐름도와 업무과정표를 작성할 필요가 있다. 네리마 종합병원에서는 MQI 활동의 일환으로 많은 직종·부서의 직원이 협력하여 업무를 조사하고, 업무흐름도와 업무과정표를 작성하고 있다(11장 참조).

업무과정표와 업무흐름도가 원래 없었다면 FMEA를 실시하는 준비단계의 일환으로 새롭게 작성해야 한다.

업무흐름도는 분석 팀의 각 팀원이 어디서 어떻게 업무를 진행하고 있는가 설명하면서, 업무 흐름을 그림으로 나타낸다. 이 작업을 통하여 자기 부서의 업무 흐름과 다른 부서의 업무 흐름, 나아가서는 각각의 직종 간 업무 관계가 명확해진다.

그때 분석 팀원의 경험·지식만으로는 업무가 조사에서 빠져버리는 경우도 있다. 따라서 각 부서에 있는 업무절차서와 업무 매뉴얼을 가지고 모인 다음, 전체 업무가 망라되어 있는지 내용을 확인하면서 진행하면 좋다. 더욱이 의료기기나 정보 시스템 등에 변경이 있으면, 업무절차서의 내용을 변경할 때까지 타임래그가 발생하기 때문에 절차서가 최신의 것으로 변경되었다고는 할 수 없다. 그렇기 때문에 팀원은 사전에 절차서를 확인하고, 현재 이루어지고 있는 실제 업무를 파악해둘 필요가 있다. 화학요법의 업무흐름도를 예로 활용하면서 앞서 소개한 그림 9–1을 참조하기 바란다.

(3) 업무과정표 작성

업무흐름도에서는 업무를 어느 정도 통합·정리해 표현하고 있다. 고장유형을 열거하기 위해서는 실제 업무를 작업 수준까지 상세하게 분석할 필요가 있기 때문에 그것을 업무과정표로 작성한다.

① 워크시트 준비

업무 프로세스를 기술하는 워크시트를 준비한다. 분석 팀이 사용하기 쉬운 포맷을 준비하면 좋다. 참고로 일례를 소개한다(표 9-2, 표 9-3).

② 단위 업무 기술

업무과정표에서는 업무흐름도에 기술한 업무를 단위 업무로 범

표 9-2 업무과정표 워크시트의 예

〈 〉업무과정표					작성일: 년 월 일 작성자:
직종	대분류	소분류	프로세스 No.	단위 업무	업무의 목적 · 기능

표 9-3 약제과 화학요법 업무과정표(일부 발췌)

〈 화학요법 〉업무과정표					작성일: 년 월 일 작성자:
직종	대분류	소분류	프로세스 No.	단위 업무	업무의 목적 · 기능
약사	처방 감사	용지 받음	1	간호사로부터 환자의 처방 용지를 받음	처방을 인수함
약사		감사	2-1	환자의 증상·화학요법 과거력을 전자 의무기록에서 확인함	처방을 적용하는 것이 약학적으로 타당한지 확인함
약사			2-2	환자의 체중을 전자 의무기록에서 조회함	최신 체중 수치를 이용하여 체표면적을 계산함
약사			2-3	각 약제의 용량을 계산함	처방의 각 약제량을 산출함
약사			2-4	처방 기재 용량과 계산 용량을 대조함	처방의 자동계산이 맞는지 확인함
약사			2-5	혈액 검사 데이터를 봄	검사 수치를 파악함
약사			2-6	각 검사 수치를 처방마다의 감량 기준과 비교·확인함	감량 기준에 맞는지 판단함
약사			2-7	의문점을 의사에게 문의함	의문점을 확인함

위를 넓혀 상세하게 기술한다. 단위 업무를 어디까지 자세하게 기술할지는 분석하는 업무의 내용에 따라 다르지만, 의료인의 작업 수준을 기준으로 한다. 일반적으로는 동작 수준까지 자세하게 기술할 필요는 없다. 반대로 업무를 조잡하게 기술하면 다음에 고장유형을 열거할 때 빠지는 일이 생길 수 있다.

③ 업무의 목적과 기능의 기술

다음으로 업무의 목적과 기능을 분명히 한다. 단위 업무 자체에 업무의 목적과 기능이 포함되어 있다면 단위 업무와 목적·기능 기술이 똑같아진다.

단위 업무의 목적과 기능을 "주어+목적어(명사)+동사(○○가 ××을 △△한다)"(S+Vt+O)라는 통일된 기술 방식으로 표현하여야 한다. 업무과정표(표 9-2)와 FMEA 워크시트(표 9-4)에는 직종란이 있다. 거기에는 주어가 뚜렷하게 기록되어 있기 때문에 단위 업무의 란에는 "목적어(명사) + 동사(××을 △△한다)"(Vt + O)라고 기술한다. 주어, 동사, 목적어는 각각 하나씩 쓰는 것이 원칙이다.

FMEA에서 가장 이해하기 어려운 것은 고장유형 추출이다. 그 이유는 다음의 3가지이다.

① 업무 과정을 이해하지 못하거나, 또는 분석하지 않았다.
② 크기가 적절하지 않다.
③ 주어와 동사의 시제를 명확하게 표현하지 않았다.

①에 관해서는 업무를 이해하고 있는 사람이 분석하면 좋다.
②에 관해서는 9.6장에서 자세하게 설명하겠다.
③에 관해서는 문법적 특징을 이해 또는 재확인할 필요가 있음을

알게 한다. 구체적으로는 다음과 같다.

주어를 명확히 하는 것은 업무를 맡은 주체를 명확히 하는 것을 의미한다. 또한 타동사는 주체가 맡은 역할과 책임이 있음을 명확히 하는 것을 의미한다. 자동사는 작업이 자연적으로 진행되는 것을 의미하고, 고장도 자연적으로 생겼음을 의미한다. 또한 타동사일지라도 수동태로 쓰면 안 된다. 주어, 즉 주체가 행위를 하게 된 것을 의미하기 때문이다. 주어는 행위의 주체여야 한다. 환자나 대상물이 주어라면 환자와 대상물의 상태가 저절로 나빠진 것이 되고, 그러면 행위자의 책임을 알 수 없게 된다.

단위 업무에 주어와 동사가 여러 개이면 안 된다. 누가 무엇을 어떻게 했는가? 즉, 책임의 주체를 명확히 할 수 없기 때문이다. 그리고 목적어도 기본적으로는 하나로 해야 한다. 여러 개의 목적어에서 동시에 같은 고장이 발생한다고 볼 수 없기 때문이다.

단위 업무 기술 방법에 대한 자세한 해설은 9.6장에서 하겠다.

9.4 FMEA 워크시트 준비

FMEA를 시작할 때는 FMEA 작업용 워크시트('FMEA 워크시트'라고 한다)를 준비한다.

FMEA 워크시트는 분석 팀에서 목적에 따라 사용하기 쉬운 포맷을 준비해도 좋지만, 병원 내에서는 통일하는 것이 바람직하다. 네리마 종합병원에서 사용하는 워크시트의 항목과 나열법 등은 논의를 거쳐 개정한 것이다. FMEA 작업 순서에 따라서, 또한 사고에 맞는 워크시트가 무엇인지 검토하여 개정하고 있다(표 9-4).

일반적인 FMEA는 고장유형(FM, Failure Mode, 빠짐·폐쇄 등)을 열거한 후 워크시트에 그 추정 원인(접속 불량, 굴곡 등)을 기술한다. 따라

표 9-4 FMEA 워크시트(네리마 종합병원판) (표 6-3 재게)

〈 〉 FMEA 워크시트											작성일: 년 월 일 작성자:			

직종	대분류	소분류	프로세스 No.	단위 업무	업무의 목적·기능	상황 (scene)	고장 유형 (FM)	발생도 A	1차 영향 업무에 대한 FM의 영향	2차 영향 환자에 대한 FM의 초기 영향	3차 영향 환자에 대한 FM의 그 후 영향	심각도 B 환자에 대한 심각도	검출도 C	위험도 A×B×C

서 수년 전에 네리마 종합병원에서 FMEA에 의한 분석을 시작했을 때는 고장유형을 찾은 후 그 원인을 기술했다. 그러나 의료는 사람·물건·정보가 한꺼번에 시간적·공간적으로 움직인다는 특징이 있고, 또한 매우 복잡한 시스템이다. 그렇기 때문에 자세한 분석을 하지 않고서 생각해낸 표면적 원인을 열거하는 데 머물렀던 경우가 많았다. 그리고 의료에서 고장유형은 주로 인간에러를 의미하는 바, 그 원인은 복잡하기에 분석을 하려면 관련 업무를 '단독으로'가 아닌 '시스템으로' 보면서 깊이 파고들어가며 생각할 필요가 있다. FMEA의 목적은 해당 프로세스에 잠재하고 있는 중대한 고장유형을 추출하는 것이다. 그래서 중대한 고장유형의 구석구석에서 RCA 등을 이용해 다시 원인을 검토하는 바, 현재 네리마 종합병원에서 사용하는 FMEA 워크시트에는 원인을 기술하는 난을 생략하고 있다. 더군다나 대책을 적는 난도 없는데, 이는 원인·대책을 적는 난이 있으면 선입견을 가지고 기입하는 등 FMEA의 목적을 잊은 채 '해결을 향하여 작업을 진행할' 우려가 있기 때문이다.

9.5 각 프로세스의 고장유형(FM, Failure Mode) 추출

제1편에서 말한 바와 같이 의료에서 Failure Mode를 무엇이라 번역할지 다시 논의했고, 그 결과 다양한 의견이 나왔다. 의료사고를 사전에 예방하는 행위는 주로 인간에러를 다룬다. 그러나 실제로는 인간에러로 한정할 수 없기 때문에 이 책에서는 '의료에서의 Failure Mode'를 '고장유형'이라고 번역했다. 의료에서 '고장유형'이라는 것은 작업하는 사람이 해야 할 모든 업무 기능을 방해하는 상태의 모양, 또는 단위 업무의 목적·기능 달성을 방해하는 작업의 모양이다. 바꿔 말하면 "해당 단위 업무에서 목적·기능 달성을 방해하는 어떤 고장, 에러, 잘못, 실패를 생각할 수 있는가?"라는 의미이고, "상황이 진행되면서 일어날 수 있는 고장을 빠짐없이 조사할 수 있다"는 의미이기도 하다.

FMEA는 "어떤 고장유형을 추출하는가?"를 가장 중요하게 여긴다. 왜냐하면 여기서 추출한 고장유형이 다음 분석 대상이 되며, 여기서 빠진 고장유형은 검토되지 않기 때문이다.

고장유형을 추출할 때에는 다른 직종으로 구성된 분석 팀원 전원이 각자의 다른 경험과 지식을 총동원하여 브레인스토밍을 한다. 유의해야 할 것은, 단순히 탁상공론에 빠져 FMEA 워크시트를 '말로만 표현한 예상되는 고장유형'으로만 채우지 않는 것이다.

네리마 종합병원에서 사용하는 FMEA 워크시트에는 '상황(scene)'이라는 항목을 추가하고 있다. 하나하나의 단위 업무에서 현장의 구체적인 장면이나 상황(언제, 어디서, 어떠한 때에)을 상정하면 현실적인 고장유형을 빠짐없이 떠올리기 쉬워진다(표 9-5). 작업 단위마다 여러 상황을 상정하여 기술하는 방법을 '상황 전개'라고 한다. 시나리오라고 생각하면 좋다.

자신이 현장의 담당자라면 "이럴 때가 위험한 상황임에 틀림없다"고 하듯이 구체적인 장면을 생각해내고, "이럴 때에 이러한 일이 일어난

표 9-5 고장유형 추출 예

직종	대분류	소분류	프로세스 No.	단위 업무	업무의 목적 · 기능	상황(scene)	고장유형(FM)
약사	항암제 준비	환자별로 준비함		선반에 있는 항암제의 라벨(명칭과 규격)을 읽음	이름을 읽어 지시된 항암제임을 확인함	겉모양이 비슷한 약제가 있음	약제의 라벨을 읽지 않음(미독未讀)
						비슷한 이름의 항암제가 있음	라벨의 항암제 이름을 잘못 읽음(오독誤讀)
약사				항암제를 선반에서 꺼냄	지시된 항암제를 꺼냄	재고가 없음	항암제를 꺼내지 않음 (안 꺼냄)
						비슷한 이름의 항암제가 있음	다른 항암제를 꺼냄 (잘못 꺼냄)

다"고 말로 쓸 수 있다. 지금까지 경험한 것, 봐서 알고 있는 것, 일상에서 걱정하는 것, 다른 의료기관에서 발생한 사례, 팀원의 의견에서 떠올릴 수 있는 고장유형을 가능한 한 자유롭게 종합적으로 예를 드는 것이 중요하다. 상황을 생각하는 목적은 중요한 고장유형을 하나도 빠뜨리지 않고 예를 들기 위함이다. 그러니 같은 고장유형이 나올 것 같으면 상황에 대해 다양한 예를 들 필요는 없다.

의료사고 재발을 예방하는 방법으로는 RCA가 있다. 이는 사고가 발생한 후(사건이 문서로 제출된)가 아니라면 시작할 수 없다(사후 대응). 또한 실제로 문서로 보고된 사건의 수는 사건 전체에서 보면 아주 일부이다. 일상 중의 사건보고서 등에는 결코 나오지 않았더라도 위험이 있어 무엇인가를 하고 싶다고 생각하는 것이 있으면 FMEA에서 고장유형으로서 예로 들 수 있다. 사건보고서에서는 사실로서 개인을 특별히 지정한 뒤 기입해야 하지만, 고장유형에서는 예측으로서 예를 들 수 있기 때문에 그 범위와 자유도自由度가 넓다는 장점이 있다.

그러나 FMEA에는 중요한 고장유형이 빠질 가능성도 있어서, 고장유형을 효과적으로 추출하는 도구도 개발 중이다. 하지만 아직 의료에 적용할 수 있을 만큼 효과적이지는 않다. 네리마 종합병원에서는 그 도구를 개발하면서 시행착오를 겪고 있는데, 일단 현 단계까지 개발된 도구를 소개하겠다.

TQM과 의료계에서의 안전 확보의 움직임이 높아지기 전까지 의료계에서는 환자의 상태에 개별적으로 대응하는 의식이 강하고, 시스템으로 대응하는 의식이 부족해 '고장유형'이라는 개념 자체가 없었다. 그리고 분석 팀원은 현장의 의료인인데, 이들에게는 "고장유형에 대해 생각할 필요가 있다"는 깨달음에 이르도록 해주는 경험이 거의 전무했

표 9-6 의료에서의 고장유형(결함 상태)표

고장유형(FM)의 대상			고장유형(FM)		
형용사 (어떠한)	목적어(명사) (○○을)		부사 (어떻게)	동사 (○○하다)	
비슷한	환자	이름·성별·ID·연령(생년월일)	많이	보다	보지 못하다
같은		혈액형·활력징후			잘못보다
별도의		부위·장기	적게	읽다	읽지 못하다
불명확한		병명·합병증	과잉으로		잘못 읽다
복잡한		이해도·인지도	반복하여	듣다	듣지 못하다
여러 명의	가족		부족해서		잘못 듣다
이전의	직원		전에	관찰	관찰하지 않다
뒤의	기타 관계자		후에		잘못 관찰하다
	(전자) 의무기록	화면·페이지·용지	동시에	기입/ 입력	기입하지 않다/입력하지 않다
		기사·소견·기재 내용	따로따로		잘못 기입하다/잘못 입력하다
		검사 수치·영상·사진	이르게/빨리	계산	계산하지 않다
	약제	명칭(종류)·약효·속도	느리게		잘못 계산하다
		형상(규격)·양·단위	길게	조절	조절하지 않다
	진료 재료	세트(수혈·IVH·수술…)	짧게		잘못 조절하다
		주사기·주사바늘	전부	보관/ 보존	보관하지 않다/보존하지 않다(분실·폐기)
		사용 수·사용 종류	그 외에		잘못 보관·잘못 보존하다
	검체·표본	형상(크기·규격)·위치·장소	거꾸로	부착	부착하지 않다
		번호	반대로		잘못 부착하다
	전표·서류	지시서(주사·수혈…)	일부만	설명	설명하지 않다
		주사처방전·처방전			잘못 설명하다
		출입증(의료인용·환자용)		이해	이해하지 못하다
		신청서·동의서			잘못 이해하다
		의뢰서·보고서		보고/ 연락	보고하지 않다/연락하지 않다
		간호 기록			잘못 보고하다/잘못 연락하다
	기기	눈금(속도)·기종 설비		대조	대조하지 않다
	설비				잘못 대조하다
				대응/ 처리	대응하지 않다/처리하지 않다
	방법·순서	수술식·마취법·크로스매치			잘못 대응하다/ 잘못 처리하다
		보관·이송·폐기		판단	판단하지 않다(미결정)
					잘못 판단하다
				준수	준수하지 않다
등		등	등		등

네리마 종합병원 2014년 4월 개정

다. 하지만 팀원의 브레인스토밍만으로는 생각이 한쪽으로 치우칠 수 있고, 종합적으로 생각할 필요도 있기 때문에 참고가 되는 가이드가 필요하다. 일반 산업계의 FMEA에서는 고장유형을 정리하여 일람표로 제시하고 있다. 그 대부분은 제품 또는 그 부품에 관한 것이다. 그러나 그 고장유형이라는 것의 대부분은 고장유형이 아니라 '영향'이나 '원인'인 경우가 많다. 또한 작업에 관한 것이라도 의료 언어로 기술된 것이 없어서 의료인은 이해하기 어렵다.

그래서 네리마 종합병원에서는 의료인이 고장유형을 예로 들 때 참고 자료로 이용할 수 있는 일람표인 '의료에서의 고장유형(결함 상태)표'를 작성했다(표 9-6). 원래는 매트릭스로 사고방식을 정리한 것(표 9-7)이지만, 매트릭스가 다차원적이라 넓기 때문에 표 9-6처럼 정리했다. 이원표二元表(다른 두 가지 요소나 원리로 구분한 표)와 사고방식은 같다. 어떻게 틀릴 수 있는가를 나타내기 위해 부사를 넣었고, 또한 대상이 어떠한 상황에 놓였는가를 나타내기 위해 (상황을 전개해서) 형용사를 넣었다.

'의료에서의 고장유형(결함 상태)표'는 고장유형을 2가지로 구분하여 생각한다. "행위를 한(시행) 것인가? 하지 않았던(미시행) 것인가?" 했다면, "바르게 했는가?(정正) 바르지 않게 하였는가?(오誤)" 등 두 가지다. 즉 "해야 할 일을 하지 않다"나 "빼먹었다"는 '아직(미末)'으로 표현되는 관점, 그리고 "할 일을 잘못 처리하다"나 "할 일과는 다른 일을 했다"는 잘못(오誤)으로 표현되는 관점이다. 단위 업무에서마다 발생하는 인간에러에 관한 고장유형을 이 2가지로 구분해 생각하면 필요한 고장유형이 빠지는 경우가 적다(그림 9-2).

더구나 이 두 가지 구분은 사고방식의 방향성을 나타낸다. 추출된 고장유형에 의미가 없으면 모든 것을 2가지로 나누어 구분할 필요는 없다. 또한 모든 단위 업무에서 사용하는 동사에 '미末'와 '오誤'를 붙이는 것이 좋다는 것도 아니다. 그것은 단위 업무에서 사용하는 동사가

표 9-7 의료에서의 고장유형(결함 상태)표(이원표二元表) (일부 발췌)

시간/기간	길다
	짧다
	이르다
	빠르다
횟수/양	적다
	많다
	전부

			수식어 + 동사		읽다		기입		대조		조절	
다른	같은	비슷한	수식어 + 명사		미독	오독	미기입	오기입	미대조	오대조	미조절	오조절
			환자	이름								
				성별								
				ID								
				연령(생년월일)								
				혈액형								
				병변 부위·장기								
				활력징후								
				합병증								
				이해도·인지도								
				체위								

네리마 종합병원 2014년 4월 작성

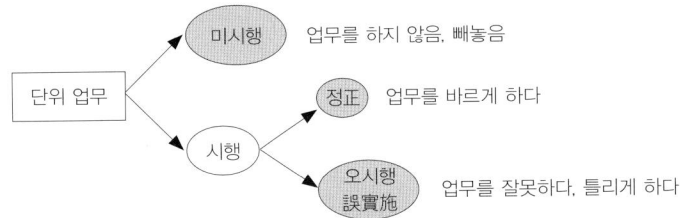

그림 9-2 고장유형을 생각할 때의 2가지 구분과 추출된 사고 경로의 예

구체적인지, 추상적인지에 따라 다르기 때문이다. 그리고 추출한 고장
유형이 모든 상황(scene)을 포함하고 있으면 발생도 등을 평가하는 단
계에서는 상황을 특별하게 설정하지 않는다.

9.6 크기와 논리의 일관성 확인

(1) 크기 재확인과 대응

업무과정표 작성 단계에서는 작업의 크기를 파악한 뒤 기재한다. 그러나 일련의 업무에서는 어느 정도의 크기로 하는 것이 적절한지를 알지 못하는 경우가 있다. 따라서 처음부터 엄밀하게 정치화精緻化할 필요는 없다. 고장유형을 추출하는 단계에서, 또는 그 영향을 추출하는 단계에서 구체성이 없거나 정합성이 없으면, 구체적인 영향을 추출해서 거꾸로 올라가 그것에 대응하는 크기로 세분화하여 검토하면 좋다. 즉, 단위 업무를 거꾸로 거슬러 올라가 크기를 재검토하여 세분한다. 단위 업무의 크기가 엉성하면 그에 대응하는 고장유형의 크기도 엉성해지고, 결국 문제점을 알 수 없게 된다. 고장유형을 구체적이고 명확한 수준(크기)까지 분석하여 다시 쓴다. 이어서 단위 업무를 고장유형에 대응시켜 크기를 세분화한다. 그때 단위 업무(주어+타동사)와 고장유형을 나타내는 동사를 모으는 것이 핵심이다. 그러나 동작의 단위까지 크기를 자세히 나타내면 복잡해질 뿐만 아니라 고장유형을 추출하기가 어려워진다. 동작 수준까지 검토해야 하는 경우를 제외한 뒤, 단위 업무를 하나의 목적을 나타내는 기능에 따라 나눈다.

크기를 적용하는 방법을 아래에 설명하고 있다. 또한 반드시 모든 단위 업무의 크기를 같게 할 필요는 없다.

(a) 하나의 타동사가 여러 목적을 가진 행위(동사)의 통합을 나타내는 경우

(예) 약제를 준비한다(그림 9-3~그림 9-7).

그림 9-3에 나타낸 단위 업무는 "약제를 준비함"인데, 고장유형을 미未와 오誤로 구분해 생각하면 '준비하지 않음'과 '잘못 준비함'이 된다. 이대로는 지나치게 추상적이라 어떻게 잘못 준비하는지를 알 수 없기

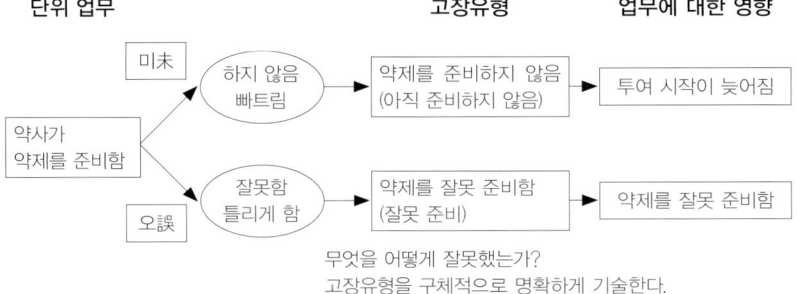

그림 9-3 약제 준비 업무에서의 고장유형

때문에 더 구체적으로 표현해야 한다.

약제를 순비하는 업부는 한층 아래의 단위 업무로 세분화할 수 있다.

① 주사처방전의 약제명을 읽는다.

② 처방된 약제명을 인식한다.

③ 선반의 약제명을 읽는다.

④ 선반의 약제명과 주사처방전의 약제명이 동일하다는 것을 확인한다(대조).

⑤ 선반의 약제를 꺼낸다.

⑥ 지시된 약제 전부를 꺼낼 때까지 ①~⑤(외우고 있으면 ③~⑤)를 반복한다.

⑦ 꺼낸 약제를 한곳에 모은다.

위에서 말한 바와 같이 약을 준비하는 업무의 공정 중 "④ 선반의 약제명과 주사처방전의 약제명이 동일하다는 것을 확인함(대조)"을 더 검토해보자. 고장유형이 "약제와 주사처방전의 약제명을 잘못 대조함(오대조誤對照)"은 구체적이지 않으며, 무엇을 어떻게 잘못한 것인가를 명확하게 나타낸 것도 아니다. 그렇기 때문에 고장유형을 더욱 구체적으로 명확하게 기술한다(그림 9-4).

고장유형을 구체화(세분화)하면 보다 더 명확해진다. 일부를 그림 9-5에 나타냈다.

a. 주사처방전의 약제명을 잘못 읽음(오독)

b. 약제의 약제명을 잘못 읽음(오독)

c. 주사처방전과 약제의 약제명을 잘못 대조함(오대조) = 둘의 동일성을 잘못 확인함

"고장유형 a. 주사처방전의 약제명을 잘못 읽음(오독)"에 대응하는 단위 업무는 "준비함"이 아니라 "a. 주사처방전의 약제명을 읽음"이다. 따라서 단위 업무의 난의 "대조함"은 크기가 엉성하기 때문에 더욱 세분화하여 다음과 같이 수정한다.

a. 주사처방전의 약제명을 읽음

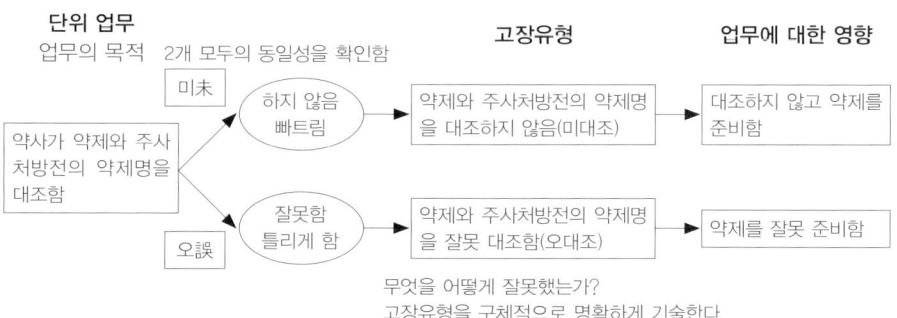

그림 9-4 약제와 주사처방전의 약제명을 대조하는 업무에서의 고장유형(제1단계)

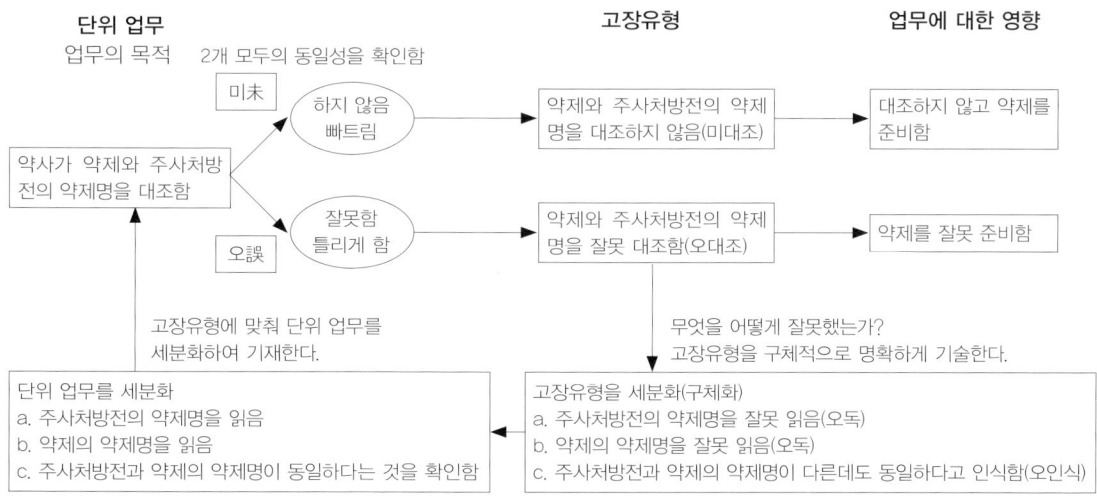

그림 9-5 약제와 주사처방전의 약제명과의 대조 업무를 세분화

b. 약제의 약제명을 읽음

c. 주사처방전과 약제의 약제명이 동일하다는 것을 확인함 = 둘의 동일성을 확인함

세분화에 대해 설명하기 위하여 단위 업무 3개를 나열해 기재했는데(그림 9-6), 실제로 검토할 때에는 각각의 단위 업무에 따라 나누어 고장유형을 기술해야 한다. 주사처방전의 약제명을 읽는 업무를 그림 9-7에 나타냈다.

설명과 그림에서는 생략했지만, "약제와 주사처방전의 약제명을 읽음"이라는 업무는 정확하게는 "약제와 주사처방전의 약제명과 규격을 읽음"이 된다. 따라서 읽을 내용은 약제명과 규격 등 2가지이고, 각각에 고장이 발생할 수 있으니 2개 모두에 주목할 필요가 있으며, 단위

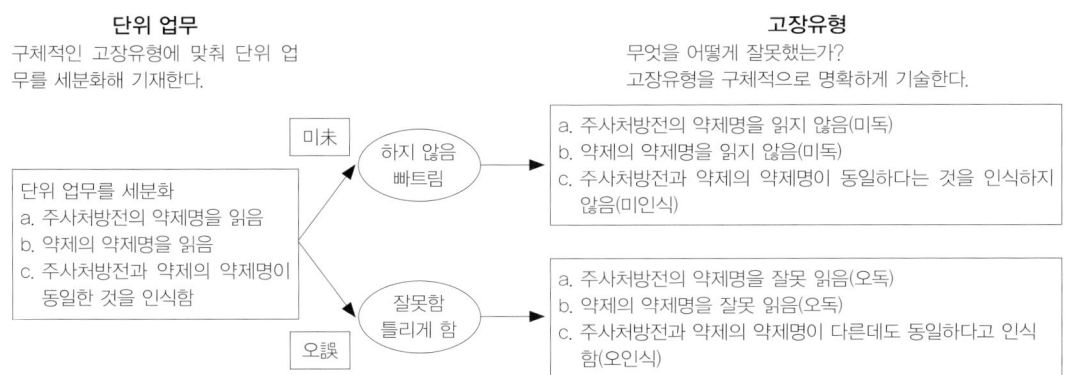

그림 9-6 약제와 주사처방전의 약제명 대조 업무의 고장유형(제2단계)

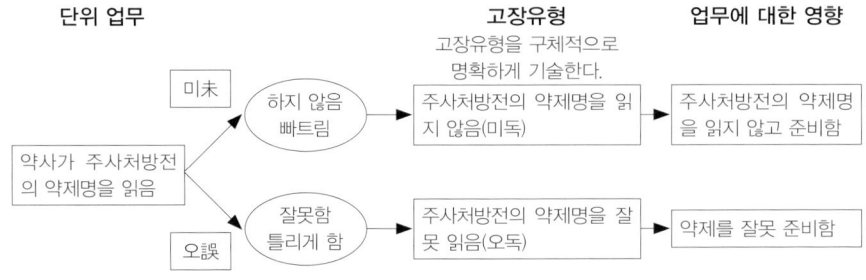

그림 9-7 주사처방전의 약제명을 읽는 업무에서의 고장유형

업무를 "약제명을 읽음"과 "약제의 규격을 읽음" 등 2가지로 나누어 각각의 고장유형을 추출할 필요가 있다.

ⓑ 단어와 동사도 하나이지만 여러 대상을 하나의 세트로 표현하는
  경우

(예) 활력징후를 체크(측정·관찰)하다

세트로 작업을 하는 경우가 있는데, 그러한 경우에는 세트로 표현해도 좋다. 예를 들어 혈압·맥박·호흡수 등을 측정하는 것을 '활력징후 체크'라고 표현하는 경우가 그렇다. 단, 세트를 이루는 각각이 고장유형을 개별적으로 가지고 있다고 생각된다면 세트 가운데 어떤 항목을 어떻게 잘못했는지 나누어 기술할 필요가 있다.

"활력징후를 체크함"이라는 단위 업무를 동작의 크기까지 세분화하면 다음과 같다.

① 혈압을 잰다.

② 맥박을 센다.

③ 호흡수를 센다(관찰한다).

(2) 논리의 일관성 확인

고장유형을 추출하는 단계에서는 단위 업무, 그 목적, 목적·기능을 방해하는 고장유형의 논리적 일관성이 있는가를 확인할 필요가 있다. 논리가 이어지지 않으면 크기가 갖춰지지 않거나 명확해지지 않고, 또는 표현이 적절치 못해진다.

단위 업무, 업무의 목적·기능, 고장유형을 "주어+목적어+동사" (S+Vt+O)로 표현한다. 단, FMEA 워크시트의 제일 왼쪽의 난에 직종 (행위의 주체·주어)을 기재하기 때문에 고장유형의 난에는 주어가 필요 없다.

(3) 부적절한 표현 쓰지 않기

수강생들이 많이 사용하는 부적절한 표현을 소개하겠다.

"실시한다(do)"는 무엇을 어떻게 실시하는지가 명확하지 않고, 동사도 구체적으로 써줘야 한다. 또한 "○○의 준비를 하다"가 아니라 "○○을 하다"라고 쓴다. 예를 들면 "수혈의 준비를 하다(do preparation)"가 아니라, "수혈을 준비하다(prepare)"라고 쓴다.

"확인하다"로는 무엇을 어떻게 확인하는지 알 수 없다. 구체적으로 "○○가 △△인 것을 확인한다"고 쓴다.

"이름을 확인하다"도 방법·수단이 명확하지 않다. "이름을 불러 대답을 듣고 본인임을 확인했다"고 구체적으로 기재한다.

"대조"라고 쓸 때는 무엇과 무엇을 어떻게 대조했는지를 분명히 한다. 예를 들어 "I과 II를 대조한다"는 대조했다고 할 수 없다(그림 9-8). I과 II의 어떤 성상性狀(속성)을 대조했는지 구체적으로 분명히 한다. 아래의 그림에는 형상, 색, 라벨의 색, 라벨의 이름, 라벨의 혈액형 같은 성상이 표현되어 있다(그림 9-9).

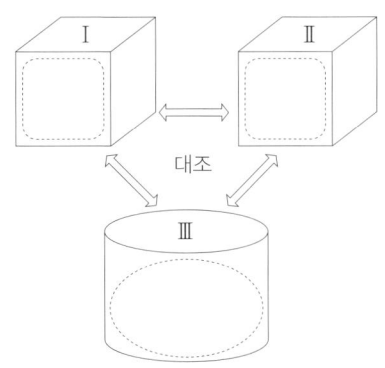

그림 9-8 대조의 추상적 표현

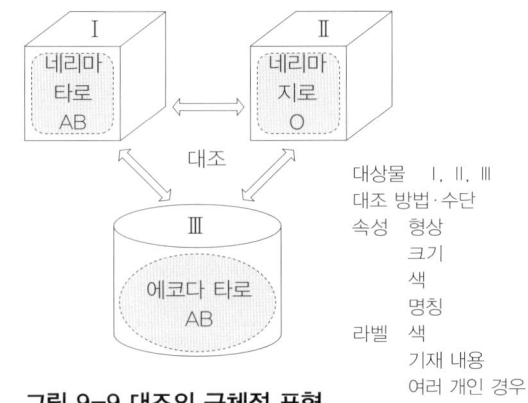

그림 9-9 대조의 구체적 표현

9.7 영향 평가

영향 평가는 해당 업무(프로세스) 안에 있는 여러 고장유형(이하 FM 이라고 함) 가운데 우선적으로 대책을 세워야 하는 것, 위험도(RPN)[1] 가 높은 것을 판정하기 위한 것이다.

위험도는 다음과 같은 계산식으로 산출한다. FM 하나하나에 대한 위험도를 산출하여 상대평가해 대책의 우선순위를 정한다.

[위험도] = [발생도] × [심각도] × [검출도]

(1) 발생도 평가

'발생도'는 FM이 각 프로세스에서 발생하는 빈도를 말한다.[2] 자신의 병원에서의 실제 FM 발생도를 측정한 데이터가 있는 병원은 드물다. 그래서 대강 어느 정도의 빈도로 발생하는가를 분석 팀원이 추정해야 한다. 그때 여러 팀원이 각각 다른 척도로 "빈도가 높다/낮다"고 평가하면 의미가 없기 때문에 공통의 기준·척도가 필요하다. 표 9-8은 발생도 평가 기준의 일례다.

---

1) 일반적으로는 RPN(Risk Priority Number)이라고 표시하고, '위험 우선순위 점수' 또는 '리스크 우선순위 번호'라고도 한다. 그러나 이는 '우선시해야 할 위험을 나타내는 번호·수로 오해하기 쉽기 때문에 적절한 표현이 아니다. 그리고 Number는 번호가 아니라 계산에서 나온 점수다. RPN의 진짜 의미는 '위험을 줄이기 위해 우선적으로 대응해야 하는 FM의 지수'이기 때문에 이 책에서는 RPN은 '위험도'라고 표현한다.

2) 이 발생도는 엄밀하게는 'FM의 발생도'와 'FM에 의한 영향의 발생 확률(조건부 확률)'을 곱한 것이다. 그러나 앞서 말한 바와 같이 의료계에서는 FM과 영향의 발생도 관련 데이터가 없고, 또한 데이터가 있더라도 데이터 수집·분석 작업량이 방대해지기 때문에 엄밀하게 하는 의의가 적다. 따라서 의료계에서는 발생도를 'FM의 발생도'라고 정의한다.

표 9-8 발생도 평가 기준 사례

5점	매우 높은 빈도로 발생함(1회/주 정도)
4점	상당히 높은 빈도로 발생함(1회/월 정도)
3점	때때로 발생함(수회/년 정도)
2점	좀처럼 발생하지 않음(1회/2~5년 정도)
1점	거의 발생하지 않음(1회/5년 이상 정도)

"평가 기준을 몇 단계로 할 것인가?", "각 단계(점수)의 정의·의미를 어떻게 할 것인가?" 등은 분석의 대상과 목적에 따라 다르다. 예를 들어 5단계가 아니라 10단계 평가가 적합한 경우도 있고, 최고점의 기준을 1회/수 정도가 아니라 1회/일 정도로 하는 것이 적합한 경우도 있다. 따라서 평가 기준에 대해서는 사전에 분석 팀이 잘 검토하여 합의할 필요가 있다.

실제로 평가할 때 유의해야 하는 것은 상황(scene)을 한정하지 않는 것이다. 앞서 말한 바와 같이(84페이지) 상황은 어디까지나 중요한 FM이 빠지지 않도록 FM을 종합적으로 열거하기 위한 힌트일 뿐, 모든 상황을 예로 드는 것은 아니다. 따라서 어느 특정한 상황에 한정된 발생도를 평가하면 실제의 빈도와 괴리가 나타난다. 상황에 관계없이 그 프로세스에서 그 FM이 발생하는 빈도를 평가해야 한다.

발생도 평가 사례를 표 9-9에 나타냈다.

표 9-9 발생도 평가 사례

직종	대분류	소분류	프로세스 No.	단위 업무	업무의 목적·기능	상황(scene)	고장유형 (FM)	발생 빈도 A
약사	항암제 준비하기	환자별로 준비함		선반에 있는 항암제의 라벨(명칭과 규격)을 읽음	이름을 읽어 지시된 항암제임을 확인함	겉모양이 비슷한 약제가 있음	약제의 라벨을 읽지 않음(미독未讀)	1
						비슷한 이름의 항암제가 있음	라벨의 항암제명을 잘못 읽음(오독誤讀)	2
약사				항암제를 선반에서 꺼냄	지시된 항암제를 꺼냄	재고가 없음	항암제를 꺼내지 않음 (미시행)	1
						비슷한 이름의 항암제가 있음	다른 항암제를 꺼냄 (오시행)	2

(2) 심각도 평가

다음으로 FM이 가져올 수 있는 중대한 영향을 열거하여 평가한다.

또한 이 책에서는 1차 영향을 업무에 미치는 영향, 2차 영향을 환자에게 미치는 초기 영향, 3차 영향을 환자에게 그 후에 미치는 영향이라고 정의한다.

(a) 영향 열거

우선 FM에 따라 FM에 의해 방해를 받는 업무에 미치는 영향을 제1차 영향으로 기술한다. 다음으로 그 업무에 미치는 영향이 환자에게 미치는 영향을 제2차, 제3차 영향으로 기술한다.

어떠한 영향을 열거하는가는 분석의 대상·목적에 따라 다르다. 제조업이라면 시스템에 대한 영향, 안정성에 대한 영향, 경제성에 대한 영향을 열거하는 예가 있고,[3] 의료계에서는 업무·환자에 대한 영향과 더불어 직원의 몸과 마음, 환자 가족 또는 지역 사회에 대한 영향을 들 수 있다.

1차 영향(업무에 미치는 영향), 2차 영향(환자에게 미치는 초기 영향), 3차 영향(환자에게 미치는 그 후의 영향)을 열거한 FMEA 사례를 나타냈다(표 9-10).

발생도를 평가할 때와 마찬가지로 영향을 평가할 때에도 상정한 상황(scene)에 한정하지 않는다. 상황은 FM을 빠짐없이 추출하기 위한 힌트에 지나지 않기 때문이다. 그래서 FM의 발생도와 심각도를 특정한 상황에 얽매이지 않고 구한다. 이는 실습을 하는 경우에 수강생이 자주 틀리는 사항이므로 유의하기 바란다.

---

3) 오노데라 가츠시게(2006), 《FMEA 방법과 실천 사례》, 일과기련출판사

표 9-10 영향 열거 사례

직종	대분류	소분류	프로세스 No.	단위 업무	업무의 목적·기능	상황 (scene)	고장유형 (FM)	발생도 A	1차 영향 FM이 업무에 미치는 영향	2차 영향 FM이 환자에게 미치는 초기 영향	3차 영향 FM이 환자에게 미치는 그 후의 영향
약사	항암제를 준비함	환자별로 준비함		선반에 있는 항암제의 라벨(명칭과 규격)을 읽음	이름을 읽어 지시된 항암제임을 확인함	겉 모양이 비슷한 약제가 있음	약제의 라벨을 읽지 않음 (미독 未讀)	1	약제라벨을 읽지 않고 준비함	다른 항암제가 투여됨	생각하지 못했던 부작용이 나타날 가능성
						비슷한 이름의 항암제가 있음	라벨의 항암제명을 잘못 읽음 (오독 誤讀)	2	다른 항암제를 준비함	다른 항암제가 투여됨	생각하지 못했던 부작용이 나타날 가능성
약사				항암제를 선반에서 꺼냄	지시된 항암제를 꺼냄	재고가 없음	항암제를 꺼내지 않음 (안 꺼냄)	1	투여 시작이 늦어짐	거의 없음	
						비슷한 이름의 항암제가 있음	다른 항암제를 꺼냄 (잘못 꺼냄)	2	다른 항암제를 준비함	다른 항암제가 투여됨	생각하지 못했던 부작용이 나타날 가능성

(b) 심각도 평가

심각도는 FM에 의해 받을 수 있는 영향의 정도를 평가한다. 앞서 소개한 제조업의 예와 같이 "시스템에 대한 심각도 + 안정성에 대한 심각도 + 경제성에 대한 심각도"를 평가하는 경우도 있지만, 의료계에서는 대부분의 경우 환자의 안전을 주목적으로 삼아 분석하는 것을 전제로 하기 때문에 이 책에서는 환자에게 가져올 수 있는 영향의 정도를 평가하는 경우를 다룬다. 즉, 앞서 말한 2차 영향(환자에게 미치는 초기 영향)의 정도와 3차 영향(환자에게 미치는 그 후의 영향)의 정도를 평가하는 것이다. 3차 영향만을 다뤄 평가하는 사고방식과, 2차 영향과 3차 영향을 합쳐서 평가하는 사고방식 중 일반적으로는 3차 영향(환자에게 미치는 그 후의 영향)의 중대성을 평가하는 방법이 유용하다.[4] 단 2차

---

4) "최종적으로 3차 영향의 정도만 평가한다면, 왜 1차 영향과 2차 영향을 열거해야 하는가?"라는 의문을 갖는 독자도 있을지 모른다. 그것은 FM부터 3차 영향에 이르는 과정에서 논리의 비약이 있어서는 안 되기 때문이다. 논리적 정합성을 확인하기 위해 1차 영향과 2차 영향을 예로 드는 것은 매우 중요하다.

영향에 머물러 3차 영향이 없는 경우에는 2차 영향(환자에게 미치는 초기 영향)으로 대용한다.

어떠한 사고방식을 채택하든지 심각도도 앞서 이야기한 발생도와 마찬가지로 평가 기준이 필요하다. "몇 단계로 평가할 것인가?" 혹은 "각 단계(점수)를 어떻게 정의할 것인가?"는 분석의 대상과 목적에 따른다. 심각도 평가 기준의 일례로 나타낸 표 9-11에는 16점, 8점, 4점, 2점, 1점(등비급수等比級數)으로 배점하고 있는데, 이는 표 가운데 각주와 같은, 환자에게 영향이 미친 경우의 중증도重症度가 매우 높은 경우도 상정한 평가 기준이기 때문이다.

표 9-11 심각도 평가 기준 사례

16점	매우 중대한 영향이 있음[주1]
8점	상당히 중대한 영향이 있음[주2]
4점	비교적 '중대한 영향이 있음'[주3]
2점	비교적 '중대하지 않은 영향이 있음'[주4]
1점	영향이 없음/거의 없음

주1 사망에 이름/신체 기능을 영구적으로 손실함
주2 신체 기능의 영구적 장애가 생김/후유증이 남음/치료 계획이 대폭 늦어짐(계획 외의 치료 등에 의해 월 단위로 늦어지는 등)
주3 후유증이 남지 않음/치료 계획이 경미하게 지연됨(계획 외의 치료 등에 의해 주 단위로 늦어짐)
주4 활력징후의 변화 등 가벼운 증상이 나타남/간단한 처치·치료가 필요하지만, 치료 계획이 지연되지 않음

이러한 경우에는 발생도와 검출도에 비하여 중증도를 보다 더 큰 가중치로 할 필요가 있다. 분석 대상에 따라서는 좀 더 가벼운 가중치, 예를 들면 9점, 7점, 5점, 3점, 1점 또는 5점, 4점, 3점, 2점, 1점(모두 등차급수等差級數) 등이 적합한 경우도 있다.

심각도도 발생도와 마찬가지로 상황과는 관계없이 평가한다. 심각도 평가 사례를 표 9-12에 나타냈다.

또한 FMEA(Failure Mode and Effects Analysis)의 E는 Effects라는 복수를 쓰고 있다. 즉, 실제로는 FM 하나가 발생하면 영향이 여러 개

나타나는 경우도 있다(표 9-13).

　이러한 경우와 관련하여 영향 하나하나에 대한 심각도를 평가하고, 그것의 합산치를 위험도로 하는 방식도 있다. 그러나 단위 업무의 크기가 같다고 한정할 수는 없고, 또한 각 FM에 대한 영향의 수도 일정하지 않다. 그래서 이 책에서는 중요한 영향만을 추출하여 분석한다는 방식을 쓰고 있다.

표 9-12 심각도 평가 사례

〈항암제 준비〉 FMEA 워크시트									작성일:　년　월　일 작성자			
직종	대분류	소분류	프로세스 No	단위 업무	업무의 목적·기능	상황 (scene)	고장유형 (FM)	발생도 A	1차 영향 FM이 업무에 미치는 영향	2차 영향 FM이 환자에게 미치는 초기 영향	3차 영향 FM이 환자에게 미치는 그 후의 영향	심각도 B 환자에게 미치는 영향
약사	항암제 준비	환자별로 준비함		선반에 있는 항암제의 라벨(명칭과 규격)을 읽음	이름을 읽어 지시된 항암제임을 확인함	겉모양이 비슷한 약제가 있음	약제의 라벨을 읽지 않음(미독)	1	약제 라벨을 읽지 않고 준비함	다른 항암제가 투여됨	생각하지 못했던 부작용이 나타날 가능성	8
						비슷한 이름의 약제가 있음	라벨의 항암제명을 잘못 읽음 (오독)	2	다른 항암제를 준비함	다른 항암제가 투여됨	생각하지 못했던 부작용이 나타날 가능성	8
약사				항암제를 선반에서 꺼냄	지시된 항암제를 꺼냄	재고가 없음	항암제를 꺼내지 않음(안꺼냄)	1	투여 시작이 늦어짐	거의 없음		1
						비슷한 이름의 항암제가 있음	다른 항암제를 꺼냄 (잘못 꺼냄)	2	다른 항암제를 준비함	다른 항암제가 투여됨	생각하지 못했던 부작용이 나타날 가능성	8

표 9-13 심각도 평가 사례(영향이 여러 개인 경우)

직종	단위 업무	고장유형: FM (일어날 수 있는 고장)	고장유형이 업무에 미치는 영향 (1차 영향)	고장유형이 환자에게 미치는 초기 영향 (2차 영향)	고장유형이 환자에게 미치는 그 후의 영향 (3차 영향)
의사	환자의 병상에 달린 이름을 봄	환자와 비슷한 이름을 잘못 봄(오견誤見)	다른 환자에게 항암제를 투여함	자신에 대한 화학요법이 시작되지 않음(기다리는 시간이 길어지는 정도)	－
				다른 환자가 자신이 받아야 하는 화학요법을 받음	생각하지 못했던 부작용이 나타남

(3) 검출도 평가

검출도는 "FM을 어느 단계에서 감지할 수 있는가?"의 정도程度를 나타내는 것이다. "FM이 발생했을 때, 또는 1차 영향(업무에 미치는 영향)이 있어도 업무 중에, 환자에게 영향을 미치기 전에 감지할 수 있는가?", 혹은 "환자에게 영향이 나타난 뒤에라도 감지할 수 있는가?", "피해의 발생을 어느 정도 줄일 수 있는가?"를 평가하는 것이다. 즉, 점수가 높으면 높을수록 검출의 난이도가 높아지는 지표다. 환자가 사망해야 바로 알 수 있을 정도로 감지하기 쉬운 것이 아닌 경우, 환자가 사망할 때까지 FM의 발생을 감지할 수 없었기 때문에 검출도가 높다는 판단에 따라 5점이 된다.

이러한 검출도도 어떤 평가 기준이 필요하다. 검출도 평가 기준의 일람표는 표 9-14를 참조하기 바란다.

표 9-14 검출도 평가 기준 사례

5점	난이도가 매우 높음(발견 불가능)
4점	난이도가 상당히 높음(좀처럼 발견할 수 없음)
3점	난이도가 비교적 높음(가끔 발견할 수 있음/가끔 발견할 수 없음)
2점	난이도가 비교적 낮음(상당히 높은 확률로 발견할 수 있음)
1점	난이도가 매우 낮음(매우 높은 확률로 발견할 수 있음)

한편, 검출도도 발생도, 심각도와 마찬가지로 상황에 관계없이 평가한다. 검출도를 평가하는 예가 표 9-15에 있다.

표 9-15 검출도 평가 사례

〈항암제 준비〉 FMEA 워크시트

작성일:　　년　월　일
작성자 :

직종	대분류	소분류	프로세스 No.	단위 업무	업무의 목적·기능	상황 (scene)	고장유형 (FM)	발생도 A	1차 영향 FM이 업무에 미치는 영향	2차 영향 FM이 환자에게 미치는 초기 영향	3차 영향 FM이 환자에게 미치는 그 후의 영향	심각도 B 환자에게 미치는 영향	검출도 C
약사	항암제 준비	환자별로 준비함		선반에 있는 항암제의 라벨(명칭과 규격)을 읽음	이름을 읽어 지시된 항암제임을 확인함	겉 모양이 비슷한 약제가 있음	약제의 라벨을 읽지 않음(미독)	1	약제 라벨을 읽지 않고 준비함	다른 항암제가 투여됨	생각하지 못했던 부작용이 나타날 가능성	8	1
						비슷한 이름의 항암제가 있음	라벨의 항암제명을 잘못 읽음 (오독)	2	다른 항암제를 준비함	다른 항암제가 투여됨	생각하지 못했던 부작용이 나타날 가능성	8	1
약사				항암제를 선반에서 꺼냄	지시된 항암제를 꺼냄	재고가 없음	항암제를 꺼내지 않음(안꺼냄)	1	투여 시작이 늦어짐	거의 없음		1	1
						비슷한 이름의 항암제가 있음	다른 항암제를 꺼냄 (잘못 꺼냄)	2	다른 항암제를 준비함	다른 항암제가 투여됨	생각하지 못했던 부작용이 나타날 가능성	8	1

(4) 위험도 평가

9장의 첫머리에서도 서술했듯이 위험도는 '발생도×심각도×검출도'라는 계산식으로 산출하는 것이 일반적이다. 위험도 평가 사례를 표 9-16에 나타냈다.

단, 수량화하지 않고 질적으로 평가하는 법을 이용하는 경우도 있다. 이것에 대해서는 '부록 2'의 미국 VA 환자안전센터의 HFMEA를 참조하기 바란다.

표 9-16 위험도 평가 사례

〈항암제 준비〉FMEA 워크시트

작성일: 　 년 　 월 　 일
작성자:

직종	대분류	소분류	프로세스 No.	단위 업무	업무의 목적·기능	상황 (scene)	고장유형 (FM)	발생도 A	1차 영향 FM이 업무에 미치는 영향	2차 영향 FM이 환자에게 미치는 초기 영향	3차 영향 FM이 환자에게 미치는 그 후의 영향	심각도 B 환자에게 미치는 영향	검출도 C	위험도 A×B×C
약사	항암제 준비	환자별로 준비함		선반에 있는 항암제의 라벨(명칭과 규격)을 읽음	이름을 읽어 지시된 항암제임을 확인함	겉모양이 비슷한 약제가 있음	약제의 라벨을 읽지 않음(미독)	1	약제라벨을 읽지 않고 준비함	다른 항암제가 투여됨	생각하지 못했던 부작용이 나타날 가능성	8	1	8
						비슷한 이름의 항암제가 있음	라벨의 항암제명을 잘못 읽음(오독)	2	다른 항암제를 준비함	다른 항암제가 투여됨	생각하지 못했던 부작용이 나타날 가능성	8	1	16
약사				항암제를 선반에서 꺼냄	지시된 항암제를 꺼냄	재고가 없음	항암제를 꺼내지 않음(안꺼냄)	1	투여 시작이 늦어짐	거의 없음		1	1	1
						비슷한 이름의 항암제가 있음	다른 항암제를 꺼냄(잘못 꺼냄)	2	다른 항암제를 준비함	다른 항암제가 투여됨	생각하지 못했던 부작용이 나타날 가능성	8	1	16

9.8 대책을 마련해야 하는 FM 선정
- 위험도를 해석할 때 유의 사항

대책을 입안해야 하는 FM 선정은 위험도를 참고하지만, 어느 수치에서 어느 수치까지를 대책의 우선범위로 할지는 다각적으로 검토해야 한다. 최고점의 FM만을 선택하는 경우, 또는 사전에 설정한 점수 이상으로 설정하는 경우도 있고, 상위 3개까지로 하는 경우도 있다. 중요한 것은 "어떤 식으로든 선긋기를 하더라도, 실제 업무와 대조하여 FMEA 워크시트 전체를 보고 판단하는 것"이다.

위험도 해석에서 유의할 점은 다음과 같다.

　① 위험도는 절대치가 아니다. 얻어진 수치는 분석한 업무와 프로세스에서 위험도의 상대적 크기(대소大小)를 판정하고, 대책의

우선순위를 밝히는 데만 사용한다. 따라서 다른 업무 및 프로세스 FMEA의 위험도는 다른 차원의 것이기 때문에 다른 업무 및 프로세스의 수치와 비교하는 것은 의미가 없다.

② 모든 FM의 위험도를 산출하여 점수가 높은 순으로 나열한 후 최초로 해야 할 일은, 그 순위가 분석 팀원의 '상식'에 비추어볼 때 위화감이 없음을 확인하는 것이다. 위화감이 있다면 FMEA 워크시트를 다시 본 뒤 필요에 따라 수정한다. 중요한 FM을 빠트리거나 발생도, 심각도, 검출도 점수가 잘못된 경우가 있다. 하루에 FMEA를 실시할 수 있는 경우가 적고, 또한 간격이 길어지는 경우도 있기 때문에 기준이 같았는지를 확인할 필요도 있다. 분석에 익숙하지 못한 단계에서는 특히 이 확인 작업이 중요하다.

③ 표 9-17의 FM-A와 같이 환자에 대한 심각도가 높아도 그 FM의 발생도와 검출도가 그 정도로 높지는 않기 때문에 상대적으로 위험도가 낮아지는 경우가 있다. 더 나아가서는 대책의 우선순위마저 낮아지기까지 한다. 만약 '대책을 세워야 하는 FM'으로 설정한 점수가 70 이상이면 FM-A는 대책 범위에서 벗어나게 된다. 심각도가 높은 상태에서 발생도도 높고, 항상 초기 공정에서 감지(검출)할 수 있기 때문에 새로운 대책이 필요하지 않다고 생각할 수도 있다. 그러나 심각도가 높은 FM은 환자의 안전을 위협하기 때문에 발생도와 검출도에 관계없이 대책의 우선순위를 높게 생각해야 하는 경우도 있다. 이러한 경우에는 대책 입안의 대상 범위에 포함해야 하는지를 신중하게 검토할 필요가 있다.

④ 같은 표의 FM-C와 같이 환자에 대한 심각도는 그다지 높지 않고, 발생도는 매우 낮지만 한번 발생하면 거의 감지할 수 없는 경우도 있다. 이러한 경우에도 분석 팀원이 대책 입안의 대

상 범위에 포함시켜야 하는지 신중하게 검토할 필요가 있다.

⑤ 산출된 위험도는 분석 팀원의 지식·경험의 집대성이라고도 할 수 있기 때문에, 분석 팀원이 다르면 위험도가 다르게 산출된다. 따라서 분석 팀원은 경험기간과 전문성의 관점에서 필요한 팀원을 치우치지 않게 선정할 필요가 있다(9.2장 참조).

표 9-17 위험도를 해석할 때 직면하게 되는 문제

고장유형(FM)	(환자에 대한) 심각도 [10단계]	발생도 [10단계]	검출도 [10단계]	위험도
FM-A	8	5	1	40
FM-B	8	1	10	80
FM-C	6	1	10	60

9.9 대책을 마련해야 하는 FM의 요인 분석

대책을 마련해야 하는 FM이 선정되었더라도, 당장 구체적 대책을 생각할 수는 없다. 이 때문에 네리마 종합병원은, 제조업에서 사용되는 FMEA 워크시트와 달리, FMEA 워크시트에 원인을 적는 난을 만들지 않았다(9.4장 참조). FM을 발생시킨 요인을 파악하여 중요한 요인을 하나하나 없앨 필요가 있다. 특성요인도(Fish Bone 분석, 그림 9-10)와 "왜?"라고 묻는 Why 분석, RCA 등이 유용하다.

표 9-18에서 가장 위험도가 높은 FM인 "화학요법을 적용하지 않는 환자에게 화학요법이 타당하다고 판단함(오판단誤判斷)"의 요인 분석 사례(특성요인도)를 그림 9-10에 나타냈다.

한편, 요인으로는 자책自責(자신에게 원인이 있음/타인이 관여하고 있음/자신이 개선할 수 있음) 요인과, 타책他責(타인에게 원인이 있음/타인이 관여하고 있음/타인이 개선할 수 있음) 요인이 있다. 실제로 효과가 있는 대책을 세우고 싶으면 타인에게 의뢰하는 타책 요인이 아니라 자책 요인에 주목해야 한다.

표 9-18 가장 위험도가 높은 FM 평가 사례

〈약제과 화학요법 업무〉 FMEA 워크시트

작성일:　년　월　일
작성자:

직종	단위 업무	업무의 목적·기능	고장유형 (FM)	발생도 A	1차 영향 FM이 업무에 미치는 영향	2차 영향 FM이 환자에게 미치는 초기 영향	3차 영향 FM이 환자에게 미치는 그 후의 영향	심각도 B 환자에게 미치는 심각도	검출도 C	위험도 A×B×C
약사	화학요법 적용 타당성을 판단함	처방 적용의 약학적 타당성을 확인함	화학요법 적용 타당성을 잘못 판단함(오판단)	2	적응증을 벗어난 화학요법을 실시함	화학요법에 의한 컨디션 불량(구역질·구토 등)	중대한 부작용(백혈구 감소 등 골수억제) 발생, 또는 사망함	16	3	96

추출된 '위험도가 가장 높은 FM'

특성 요인도에서 요인을 분석하면…

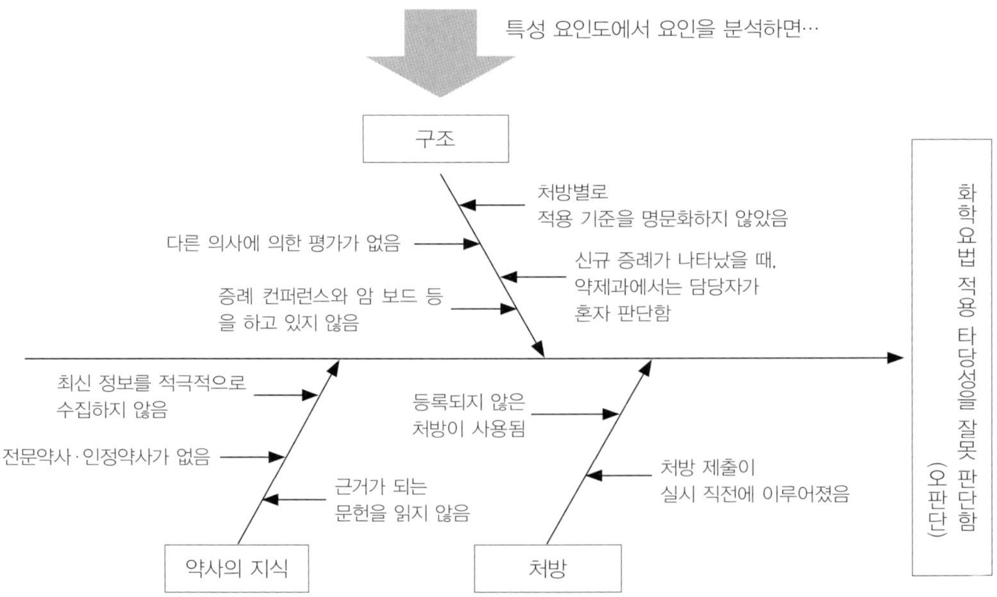

그림 9-10 위험도가 가장 높은 FM의 요인 분석 사례(특성요인도)

9.10 인간에러에 대한 대책

(1) 인간에러에 대한 대책

인간에러 대책은 다음과 같이 5가지로 나눌 수 있다(표 9-19).

① 배제: 고장의 요인(방법·동작 또는 도구 등)을 제거한다.

② 대체: 확실한 방법으로 대체한다.

③ 단순화: 간단하게 한다.

④ 이상 발견: 프로세스 중에 보다 더 빨리 고장의 발생을 감지할 수 있도록 한다.

⑤ 영향 완화: 고장이 발생해도 그 영향을 줄인다.

다른 관점에서는 인간에러 대책을 다음과 같이 3가지로 나눌 수 있다(표 9-19).

Ⓐ 배제: 고장의 요인(방법·동작 또는 도구 등)을 제거한다.

Ⓑ 억제·컨트롤: ① 이외의 리스크를 줄이는 대책이다. 바로 위에 소개한 5분류 중 ②~⑤이다.

Ⓒ 수용: 고장의 요인에 대해 직접적인 대책을 세우지 않는다.

고장의 요인을 배제하는 경우, 그 업무 자체를 없애면 해당 업무에 의한 고장을 없앨 수 있다. 'Ⓐ 배제'가 바람직하지만 실현 가능성·경제

표 9-19 인간에러에 대한 대책

① 배제	고장의 요인(방법·동작 또는 도구 등)을 제거함	Ⓐ 배제	왼쪽의 ①과 같음
② 대체	확실한 방법으로 대체함	Ⓑ 억제	왼쪽의 ① 이외의 리스크를 축소하거나 줄일 대책 왼쪽의 5분류 중 ②~⑤
③ 단순화	간단하게 함		
④ 이상 발견	프로세스 중에 보다 더 빨리 고장의 발생을 감지할 수 있도록 함		
⑤ 영향 완화	고장이 발생해도 그 영향을 줄임		
		Ⓒ 수용	고장의 요인에 대해 직접적인 대책을 세우지 않음

성 등을 고려하면서 취해야 하는 대책을 결정한다. 'Ⓑ 억제'는 작업 공정의 초기 단계에서 설정하는 것이 효율적·효과적이다. 하나의 FM에 대한 대책이 하나가 아니라, 다양한 대책이 필요한 경우도 있다. 'Ⓒ FM에 대한 직접적인 대책'이 없으면 다른 대책을 강구한다.

(2) 대책 마련의 요점

대책의 요점은 다음과 같은 3가지다.

① 실현가능성: 대책의 내용을 실행한다는 전제에서 검토해야 한다. 그렇게 하려면 구체적으로 운용 장면을 생각해야만 한다. 5W1H, 즉 왜(Why), 누가(Who), 무엇을(What), 언제(When/by When), 어디에서(Where), 어떻게(How)의 관점에서 명확히 해야 한다. 어느 것 하나라도 빠지거나 분명하지 않으면 대책은 실효성을 갖지 못한다.

② 정보 공유: 107페이지의 (1) 중 어느 대책을 선택하든 그 대책을 실시하는 목적, 내용, 상정된 업무에 미치는 영향을 관련 부서와 직원에게 철저하게 주지시켜야 한다. 부서·직종·직원 간의 생각, 상황, 영향 등이 다른 경우에는 특히 정보 공유가 필요하다.

③ 평가 방법의 명시: 대책 실시 후의 결과 평가 방법을 5W1H로 명확히 할 필요가 있다.

(3) 대책 결정·시행

대책이 세워지면 관리자(원장)의 승인을 받은 다음에 관계자에게 주지시키고 시행한다. 전체에 미치는 영향을 검토하고, 시행하고 나서야 비로소 예상하지 못했던 문제가 발생하는 경우가 있다.

어려운 문제에 직면하면 사람은 "이러저러해서 할 수 없습니다"라고 이유를 열거하는 경향이 있다. 자신이 해결하는 전제로 예상되는 장애

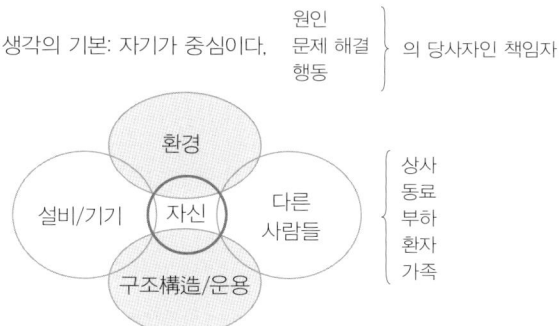

생각의 기본: 자기가 중심이다.　원인
　　　　　　　　　　　　　　문제 해결　｝의 당사자인 책임자
　　　　　　　　　　　　　　행동

환경
설비/기기　자신　다른 사람들
구조構造/운용

상사
동료
부하
환자
가족

그림 9-11 주인 의식

를 열거한 뒤, 문제를 하나하나 해결해야 한다. 이것이 주인 의식, 즉 참여의식이다(그림 9-11).

(4) 대책 시행 후 평가

대책을 시행한 뒤 그 효과를 평가할 필요가 있다. 예상했던 것과 달리 상황이 변화하거나, 또는 예상하지 못했던 영향이 나타나는 경우가 많다. 그러한 경우에는 예상하지 못했던 요인을 분석하고 대책을 수정·변경해야 한다. 또한 검토할 때에는 적절했던 대책이 시간이 흐르면서 상황이 달라지거나 부적절해지는 경우도 있다. 따라서 지속적인 평가가 필요하다. 즉 PDCA(Plan-Do-Check-Act) 사이클, 즉 관리 사이클을 돌려 지속적으로 질을 향상시키기 위해 노력해야 한다.

(5) 대책 표준화

일부 직종과 부서에서 시범적으로 시행해본 대책에 대한 평가가 좋으면, 이를 표준화하여 모든 조직으로 확대한다. 특정한 직종과 부서에 적용시키기 위해서는 대책을 수정하고 일반화할 필요가 있다.

10장. FMEA를 실시할 때의 유의 사항 정리

네리마 종합병원의 직원과 의료안전관리자 양성 연수 과정 수강생에게 텍스트로 그리고 강의에서 지적하고 있음에도 불구하고, FMEA를 실시하면 고급반 수강생도 같은 잘못을 반복한다. 따라서 지금까지 기술한 것과 중복되지만, 빠트리기 쉬운 잘못을 유의 사항으로서 재차 강조한다.

예를 들어 (a) "의사와 간호사가 환자의 이름을 확인하다"와 (b) "간호사와 검사실 기사가 소리 내어 읽어서 혈액제제를 대조한다" 같은 기록이 많이 보인다.

10.1 단위 업무

(1) 주어/동사/목적어

주어(S)/동사(Vt)/목적어(O)를 여럿 기재하는 경향이 있다. 이로 인해 여러 개의 단위 업무를 합쳐서 기록하고 있다. 각각 하나씩 기록한 뒤 단위 업무로 분할한다(9.3장 참조).

주어를 '의료인'으로 한다. '환자'로 하면 환자에게 책임이 있는 셈이 되기 때문이다. 환자가 무언가 한 경우에도 그것은 상황으로서 기록하고, "그것에 대해 의료인이 무엇을 하여야 하는가?"라는 관점에서 생각한다(9.10장 참조).

(a), (b) 모두에 주어가 2개이고, 고장이 있는 경우에 주어의 어느 쪽에 또는 양자에 문제가 있는지가 명확하지 않다.

(b)는 '소리 내어 읽어서'와 '대조하다' 등 동사가 2개이고, 복문複文으로 되어 있다. 그래서 어느 쪽의 동사(행위)에 의한 고장인지 알 수 없다.

(b)의 '혈액제제를 대조하다'의 목적어는 의미가 명확하지 않다. 하지만 이를 일상 업무로 하는 사람은 의문을 느끼지 못한다. 그러나 수혈 업무를 모르는 사람은 목적어인 혈액제제의 어느 속성을 대조하는지 이해할 수 없다. 혈액제제의 속성으로는 거기에 표기된 환자 이름, 종류, 혈액형, 번호, 기한, 단위 등이 있다(9.6장 참조). 그러나 실무에서는 속성을 지나치게 분해하면 번잡스러워지기 때문에, 목적어의 속성이 여럿임을 인식하고서 어느 쪽의 속성에 고장이 있으면 그때에 나누어 검토하면 된다.

(2) 동사 이용법

의료인의 행위이기 때문에 자동사가 아니라 타동사를 사용한다. 수동태는 '당한 것'이 되므로 능동태로 표현한다.

단위 업무를 구체적으로 기재한다. 구체적이지 않으면 업무를 수행할 수 없다. 그러기 위해서는 "무엇을 어떻게 하는가?"라는 형태로 동사를 명확히 한다. '한다(Do)'는 표현을 사용하지 않는다. 또한 (a)의 "환자의 이름을 확인하다"라는 표현은 어떻게 확인한 것인지를 명확하게 알 수 없기 때문에 이러한 표현은 가급적 피한다. "환자의 이름을 확인하다"로는 미리 인식하고 있는 이름과 환자의 이름이 같은지를 확인했는지 명확하게 알 수 없다. 또한 후자의 경우라도 이름을 불러 대답을 하게 한 것인지, 환자에게 이름을 말하도록 한 것인지 등 어떠한 방법으로 확인한 것인지가 명확하지 않다.

(3) 크기

크기와 논리의 일관성을 확인하려면 9.6장에서 해설한 것과 같이 동사가 의미하는 크기의 차이를 인식할 필요가 있다.

(b)의 "혈액제제를 대조하다"는 동사가 하나이지만, 대조의 의미는 어떤 것(가)과 어떤 것(나)의 동일성을 인식(확인)하는 것이다. 이를 단위 업무로 나누어 기재할 때에는 (가)를 읽고, (나)를 읽어, 그 양자가 동일하다는 것을 확인한다는 3가지 단위 업무로 나눌 수 있다. 이렇게 하나의 동사와 관련해서도 해당 업무를 숙지하고 있지 않으면 그 동사가 의미하는 크기를 파악할 수 없다. 그렇기 때문에 FMEA를 시행할 때에는 해당 업무를 숙지하고 있는 사람이 반드시 참가해야 한다.

그리고 동사와 마찬가지로 대상(목적어)이 의미하는 크기의 차이도 파악하지 않으면 안 된다.

10.2 단위 업무의 목적·기능

FM이라는 것은 단위 업무의 목적·기능을 방해하는 것이다. 그렇기 때문에 단위 업무의 목적·기능을 명확히 할 필요가 있다. 단위 업무의 동사를 그대로 쓰거나, 업무의 목적 대신 FM을 쓰거나, 다음 작업의 목적을 쓰는 경우가 많은데, 이를 수정해야 한다.

10.3 고장유형

FM을 여러 개 기재하는 경우가 많다. 그러나 단위 업무와 마찬가지로 FM을 하나만 기재한다. 그리고 원인과 그 결과로서의 FM을 복문複文으로 기재하는 경우가 많다.

FM이 단위 업무의 목적·기능을 방해하므로 단위 업무와 같은 동사를 이용한다. 단, 필요에 따라 동사를 바꿔 쓰는 경우가 있다. FM에 의한 영향이나 결과를 쓰는 경우도 많다. 또한 상황과 원인을 쓰는 경우도 많다. '잊는다'거나 '확신하다', '잘못 생각하다' 등은 '실시하지 않다'거나 '잘못 실시하다'의 원인이다. 이러한 단위 업무에서 사용되는 동사와는 다르기 때문에 잘못된 것을 인지하기가 쉽다.

그 밖에 '잘못하다', '하지 않았다', '부적절하다', '망가트리다', '할 수 없다' 등은 부적절한 예다. FM은 고장이기 때문에 이러한 예는 말하지 않은 것과 같다. 구체적으로 어떻게 부적절한지를 기재해야 한다.

10.4 영향

제품의 설계 FMEA와 프로세스 FMEA는 상위 부품이나 상위 공정에 대한 영향을 평가한다. 하지만 의료(이 책)에서는 환자에 대한 영향을 중요시하여 1차 영향을 '업무에 대한 영향', 2차 영향을 '환자에 대한 초기 영향', 3차 영향을 '환자에 대한 그 후의 영향'이라고 정의하고 있다.

평가해야 하는 영향이 나타나기까지의 시간축時間軸이 문제가 되지만, 업무의 내용별로 영향이 나타나는 시기가 다르기 때문에 업무에 따라 시간축을 생각해야 한다. 같은 주사 업무에서도 항생제 투여와 항암제 투여는 영향을 평가하는 시간축이 다르다.

"영향이 발생할 가능성을 어디까지 생각할 것인가?"가 문제시되는데, 이와 관련해서도 일반적으로 일어날 수 있는 것을 생각해야 한다. 너무 지나치게 최악의 경우를 생각하다보면 모든 환자가 사망하는 것으로 끝난다. 물론 이는 결과로서 영향을 평가한 것이 아니다. 따라서 드물게 나타나는 최악의 경우를 너무 많이 생각하지 않는 것이 좋다.

영향이 발생하는 가능성은 리스크와 확률의 개념이다. 엄밀하게는 영향의 발생빈도와 확률을 검토해야 하지만, 번잡해지므로 이 책에서는 고려하지 않기로 했다(9.7장 각주 2참조).

영향이 발생할 가능성은 다음의 검출도와도 관련이 있다.

10.5 검출도

검출도는 "FM의 발생을 어느 단계에서 감지할 수 있는가?"에 관한 평가로서, '검출 능력'이라고도 한다.

FM의 발생을 미리 감지할 수 있으면 영향 발생을 방지하거나 줄일 대책을 세울 수 있다. 그렇기 때문에 결과적으로 영향의 발생빈도와 심각도를 줄이는 것으로 이어진다. '스위스치즈 모델'이 그 한 예다.

10.6 위험도

경영에 필요한 자원은 유한하고, 모든 FM에 대한 대책을 세울 수도 없다. 그래서 어떤 사고에 중점을 둘지 고려해야 하는데, 이렇게 FM의 선정 기준이 되는 것이 위험도危險度이다.

'FM의 발생도' A와 '심각도' B와 '검출도' C를 곱한 것이 위험도이다. A, B, C 각각의 평가 기준(가중치加重值)에 따라 합계의 위험도가 변한다. 의료계에서는 환자에 대한 영향을 중시하기 때문에 B의 가중치를 크게 두고 있다. 위험도의 수치는 절대치絕對值가 아니라 상대치相對值이며, 해당 업무·프로세스 중의 상대적인 순서라는 점에 유의할 필요가 있다.

11장. FMEA 사례와 해설

FMEA 주제 '약제(내복·외용·주사)를 철저히 관리!'

네리마 종합병원에서는 1996년부터 MQI(Medical Quality Improvement, 의료의 질 향상) 활동을 실시하고, 직종 간의 의료의 질 향상을 횡적으로 이루기 위한 활동을 하고 있다.

1999년에는 안전을 주제로 한 활동이 늘어나는 가운데 FTA와 FMEA 같은 신뢰성기법을 채택하여 활동을 하는 팀도 나왔다.

2000년의 MQI 활동에서는 의사, 병동 간호사 및 약사로 구성된 팀('버펄로의 딸들'이라고 불림)이 "약제(내복·외용·주사)를 안전하게 관리하는 활동을 철저하게 하자!"를 주제로 활동했다.

다음에는 FMEA 순서와 대책으로 전개를 소개한다. 아울러 글에 나와 있는 업무 내용은 2000년 당시의 것이라, 전자 의무기록이 도입된 현재와는 커다란 차이가 있다. 단, FMEA 워크시트에 관해서는 다른 장과의 정합성을 도모하기 위해 현재의 워크시트에 맞춰 평가한 것을 소개한다.

(1) 분석 대상 업무(프로세스) 선정

MQI 활동의 일환으로서 조직한 활동이다. '의료계에서의 안전 확보'라는 병원 방침에 따라 방침을 전개하기 시작하고, 활동 주제 안을 검토했다(표 11-1). 팀에서 AHP(계층적 분석 방법)에 기초하여 가장 점수가 높은 "투약을 확실하게 하다"를 주제로 선정하고, "약제(내복·외용·주사)를 안전하게 관리하는 활동을 철저하게 하자!"에 집중했다.

"투약 업무 프로세스에 잠재하고 있는 FM을 미리 예측하여 대책을 실시한다"는 FMEA의 사고방식을 활용하여 업무 개선을 한 것이다.

표 11-1 안전 확보에 관한 활동 테마 안

안전 확보	인적 안전 확보	치료 측면	●투약을 확실하게 함
			수혈을 확실하게 함
			의료인의 감염을 방지함
			신생아를 착각하는 경우를 방지함
		인원 환경	의료 관련 감염을 방지함
			낙상을 방지힘
			병상 주변의 안전을 확보함
	물적 안전 확보	기기 조작	기기 조작 순서를 표준화함
			기기 조작 교육을 철저히 함
		기기 관리	기기 관리에 관한 보안·점검 규정을 확립함
			다른 부서와의 기기 빌리기를 명확히 함

(2) 분석 팀 구성

의사, 병동 간호사, 약사로 구성된 MQI 활동 팀원으로 FMEA를 시행한다. 테마 선정은 주로 3층 병동 간호사가 했지만, 다른 병동 간호사도 참여하였다.

(3) 분석 대상 업무(프로세스) 이해

(3-1) 업무흐름도 작성

각 병동의 내복·외용·주사약 업무의 현상 업무 흐름을 파악하기 위해 업무흐름도를 작성했다[그림 11-1(120페이지), 그림 11-2(121페이지)], 이 과정에서 각 병동의 업무 흐름에 약간의 차이가 있음을 알았다.

(3-2) 업무과정표 작성

병동·약제과의 내복·외용·주사약 업무과정표를 작성했다(표 11-2, 표 11-3).

내복·외용약 업무는 병동 95 과정, 약제과 93 과정, 주사약 업무는 병동 100 과정, 약제과 62 과정으로, 이를 검토했다.

표 11-2 내복·외용약 업무과정표(일부 발췌)

직종	대분류	소분류	단위 업무
의사	처방전 작성	처방전 출력	지정된 프린터로 처방전을 인쇄함
의사		처방전을 발행하여 전달	처방전에 사인함
의사			처방전을 의무기록에 끼움
의사			처방지시봉을 세움
간호사	처방전 지시 받음	지시 확인	처방지시봉을 봄
간호사			처방전을 의무기록에서 꺼냄
간호사			환자명·약제명·용법용량·개시일 등을 확인함
간호사			간호사란에 사인함
간호사		처방전 처리	복사된 처방전을 약제과용·카텍스용·의무기록용 등 3장으로 나눔

표 11-3 주사약 업무과정표(일부 발췌)

직종	대분류	소분류	단위 업무
간호사	카트 교환	카트 교환 준비	당일 카트 안에 주사약이 남아 있는지 점검함
간호조무사		카트 교환	당일 카트와 다음 날 카트를 교환함
간호사	주사 준비	주사처방전 확인	주사지시서와 카트 안에 있는 주사처방전을 대조함
간호사			주사처방전에 변경 내용을 기입함
간호사		주사약 꺼냄	카트에서 수액을 꺼냄
간호사			지속주입 수액 1병을 카트에 놓음
간호사			다음 수액을 지정된 장소에 놓음

(4) 프로세스에서 FM 추출

(3-2)에서 작성한 업무과정표의 우측에 FMEA 워크시트를 붙인다.

팀원이 브레인스토밍을 통하여 단위 업무별 구체적 상황(scene)과 상태(언제, 어디서, 어떠한 때)를 상정하고, 현실적인 FM을 예로 들었다 [표 11-4(122페이지)].

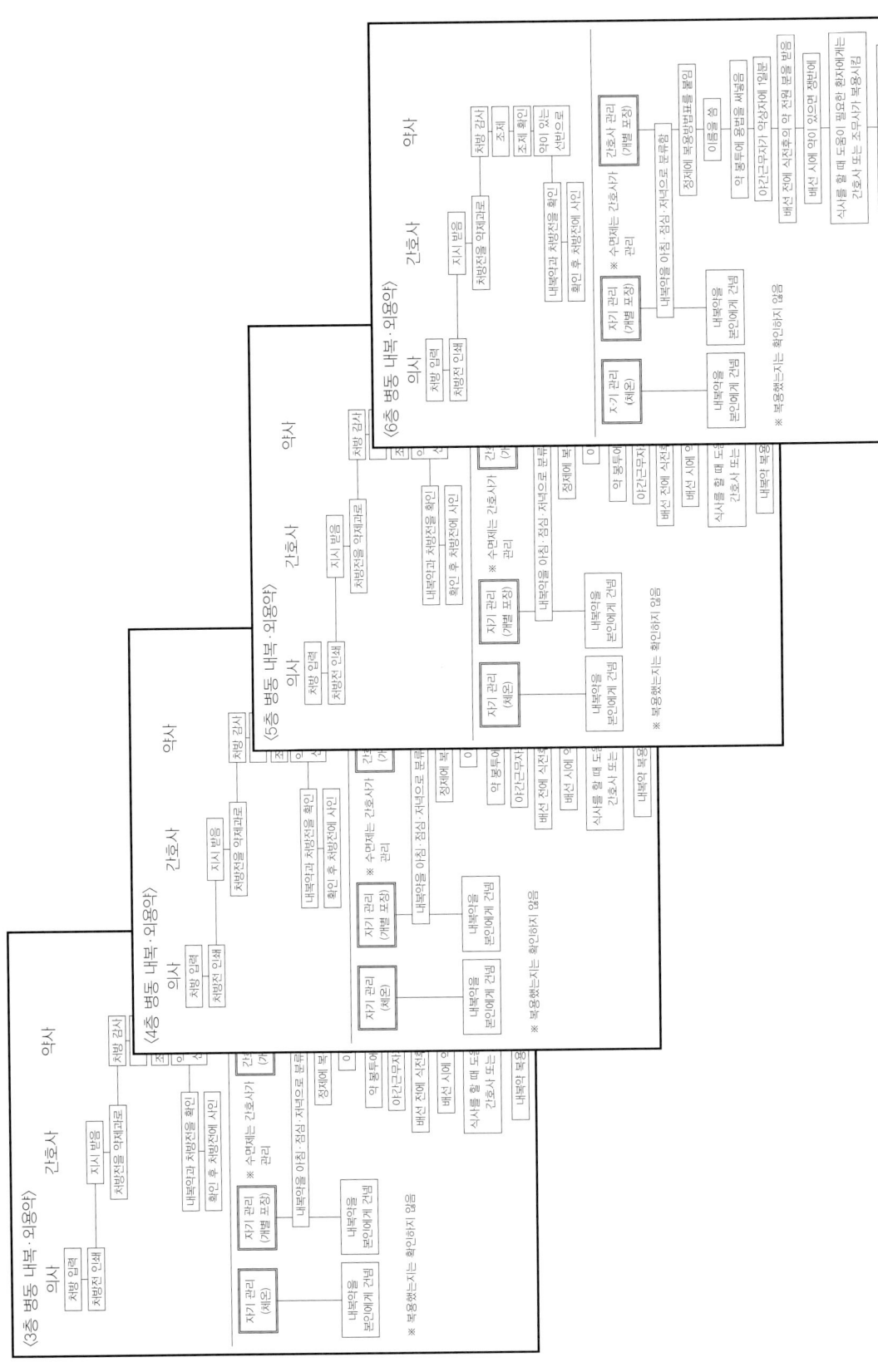

그림 11-1 병동 내복약·외용약 관리 과정

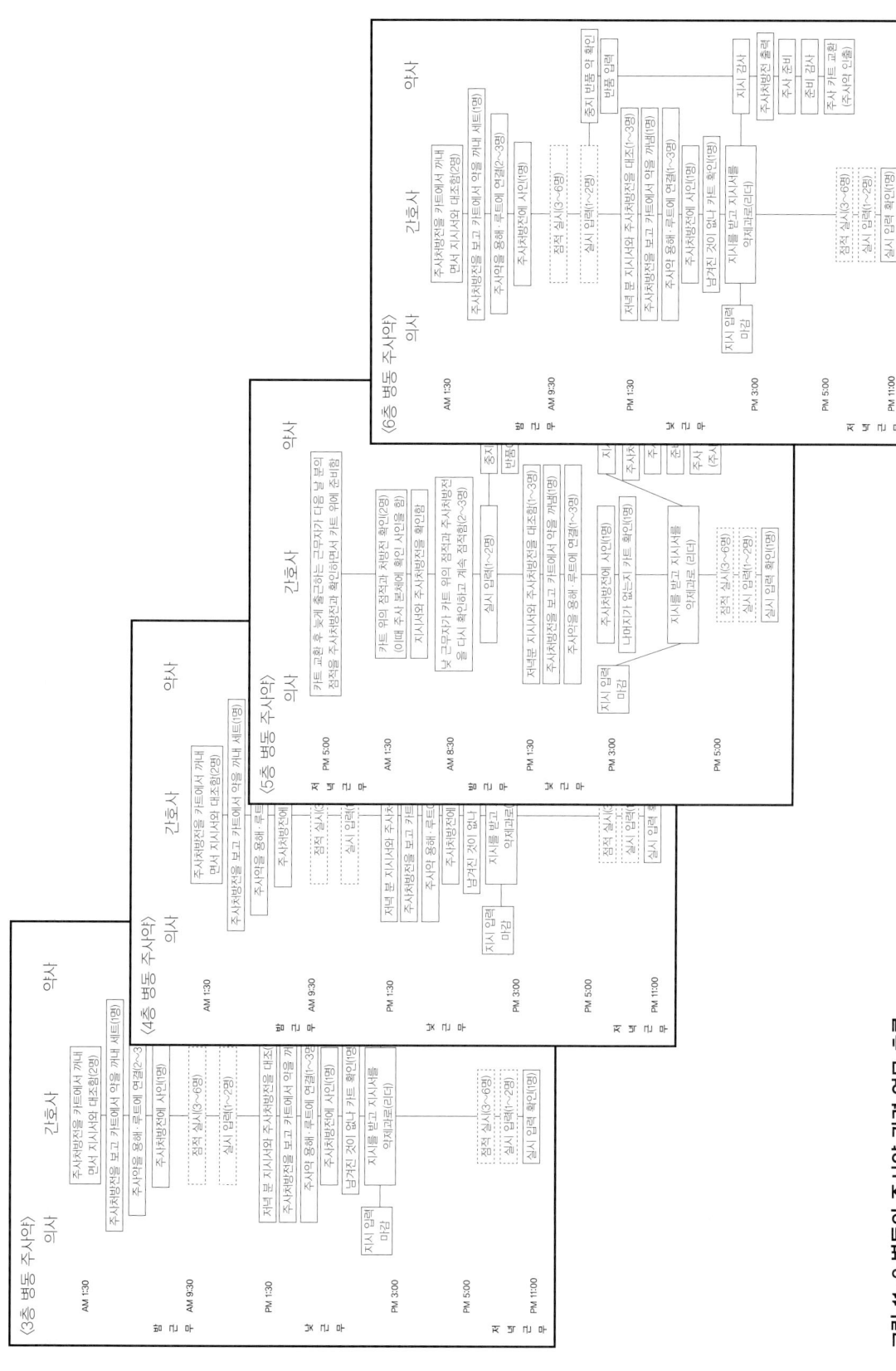

그림 11-2 병동의 주사약 관련 업무 흐름

표 11-4 FMEA 워크시트(일부 발췌)

직종	대분류	소분류	단위 업무	업무의 목적·기능	상황(scene)	고장유형(FM)
간호사	처방전 지시 받음	지시 확인	처방지시봉을 봄	지시가 내려진 것을 인식함	많은 지시가 내려지고 있음	지시봉을 놓침(미견未見)
간호사			처방전을 의무기록에서 꺼냄	처방전을 지시받음	많은 지시가 내려지고 있음	처방전을 꺼내지 않음(안꺼냄)
간호사			환자명·약제명·용법용량·개시일 등을 확인함	지시 내용을 인식함	병동에 비슷한 이름의 환자가 입원해 있음	'오늘'인 개시일을 '내일'이라고 착각함(오견誤見)
간호사			간호사란에 사인함	받은 지시를 기록함	많은 지시가 내려지고 있음	사인을 하지 않았음(미未사인)
간호사		처방전 처리	복사된 처방전을 약제과용·카덱스용·의무기록용 등 3매로 나눔	복사된 처방전을 지정된 장소에 보냄	신입 직원이라 처방전 처리 방법을 외우고 있지 않음	복사된 처방전을 나누지 않았음(미분별)

(5) 영향 평가

팀원이 공통적인 기준으로 FM의 영향을 평가할 수 있도록 미리 평가 기준을 준비한다(표 11-5).

(5-1) 발생도, 심각도 및 검출도 평가

표 11-5를 기반으로 각 FM에 대하여 발생도, 심각도 및 검출도를

표 11-5 FMEA 점수 기준 평가표

FMEA 점수 기준 평가표(심각도: 등비等比)

발생도 고장유형(FM)의 발생도		심각도 환자에 대한 최종 영향의 중대성 (중증도)		검출도 FM 또는 업무에 미치는 영향을 감지할 수 있는 가능성	
5점	매우 높은 빈도로 발생 (1회/주 정도)	16점	매우 중대한 영향을 줌[주1]	5점	난이도가 매우 높음 (발견 불가능)
4점	상당히 높은 빈도로 발생 (1회/월 정도)	8점	상당히 중대한 영향을 줌[주2]	4점	난이도가 상당히 높음 (좀처럼 발견하지 못함)
3점	가끔 발생 (수회/년 정도)	4점	비교적 '중대한 영향을 줌[주3]	3점	난이도가 비교적 '높음' (가끔 발견/가끔 발견하지 못함)
2점	좀처럼 발생하지 않음 (1회/2~5년 정도)	2점	비교적 '중대하지 않은 영향을 줌[주4]	2점	난이도가 비교적 '낮음' (상당히 높은 확률로 발견할 수 있음)
1점	거의 발생하지 않음 (1회/5년 이상 정도)	1점	영향이 없거나 '거의' 없음	1점	난이도가 상당히 낮음 (매우 높은 확률로 발견할 수 있음)

(등비)

네리마 종합병원 2007.4

주1 사망함/신체 기능이 영구적으로 손실됨
주2 신체 기능이 영구적 장애를 입음/후유증이 남음/치료 계획이 대폭 늦어짐(계획 외의 치료 등에 따라 월 단위로 늦어짐 등)
주3 후유증이 남지 않음/치료 계획이 아주 가볍게 늦어짐(계획 외의 치료 등으로 인해 주 단위로 늦어짐)
주4 활력징후의 변화 등 가벼운 증상이 나타남/단순한 처치·치료가 필요하지만 치료 계획이 늦어지지는 않음

평가한다(표 11-6).

(5-2) 위험도 평가

바로 위 (5-1)의 내용을 이어받아 "발생도×심각도×검출도"로 위험도를 산출한다(표 11-6).

업무 프로세스 전체에서 어디에 위험도가 높은 FM이 있는지, 대책을 세워야 하는 프로세스가 어디인지 확인해야 한다. FMEA 작업을

표 11-6 FMEA 워크시트(일부 발췌)

직종	대분류	소분류	단위 업무	업무의 목적 · 기능	상황 (scene)	고장유형 (FM)	발생도 A	1차 영향 FM이 업무에 미치는 영향	2차 영향 FM이 환자에게 미치는 초기 영향	3차 영향 FM이 환자에게 미치는 그 후의 영향	심각도 B 환자에게 미치는 심각도	검출도 C	위험도 A×B×C
간호사	처방전 지시 받음	지시 확인	처방지시봉을 봄	지시가 내려진 것을 인식함	많은 지시가 내려지고 있음	지시봉을 놓침(미견未見)	5	지시를 받는 것이 늦어짐	약을 먹을 수 없음	증상이 나아지지 않음(통증이 낫지 않고, 고혈압·고혈당·기타)	2	1	10
간호사			처방전을 의무기록에서 꺼냄	처방전을 지시받음	많은 지시가 내려지고 있음	처방전을 꺼내지 않음(안꺼냄)	5	지시를 받는 것이 늦어짐	약을 먹을 수 없음	증상이 나아지지 않음(통증이 낫지 않고, 고혈압·고혈당·기타)	2	1	10
간호사			환자명·약제명·용법용량·개시일 등을 확인함	지시 내용을 인식함	병동에 비슷한 이름의 환자가 입원해 있음	'오늘'인 개시일을 '내일'이라고 착각함(오견誤見)	4	처방이 내일 이루어진다고 인식함	오늘부터 써야 하는 약제를 복용할 수 없음	약효를 더욱 강하게 함/약화시킴(구역질·통증이 낫지 않고, 고혈압·고혈당·기타)	2	2	16
간호사			간호사란에 사인함	받은 지시를 기록함	많은 지시가 내려지고 있음	사인을 하지 않았음(미未사인)	4	지시에 따라 처방전을 받은 사람이 불명확함	없음	없음	1	1	4
간호사		처방전 처리	복사된 처방전을 약제과 용·카덱스용·의무기록용 등 3매로 나눔	복사된 처방전을 지정된 장소에 보냄	신입 직원이라 처방전 처리 방법을 외우고 있지 않음	복사된 처방전을 나누지 않았음(미분별)	3	복사된 처방전 3매 모두를 약제과에 주면서 병동에는 예비 처방전이 없음	없음	없음	1	1	3

진이할 때, 업무 프로세스 전체에 평가 점수를 매기면서 진행하면 다음에는 기준이 빗나가기 때문에 점수 기준 평가표(표 11-5)를 자주 확인했다. 높은 위험도로 추출된 FM은 다시 평가 점수를 살펴보고 수정했다.

(6) 대책을 마련해야 하는 FM 선정하기와 대책 검토·실시
대책의 대상으로 해야 하는 FM을 다음과 같이 선정했다. 그 후 선정한 FM에 대한 대책을 검토하고 실행에 옮겼다.

■ 내복·외용약 업무
내복·외용약 업무와 관련하여 위험도가 높은 FM을 추출한 FMEA 워크시트를 표 11-7에 나타냈다.
① 지참약
  FM: 환자가 지참한 약의 이름·약효를 카덱스에 옮겨 적지 않고, 잘못 옮겨 적었다.
    → 대책: '지참약 일람 시트'(표 11-8)를 작성하여 활용한다.
      : 지참약 취급을 표준화하기 위해 절차서(표 11-9)를 작성한다.
② 처방약 중지
  FM: 중지한 약을 잘못 치우다. 치우지 않다.
    → 대책: 중지한 약을 치우고 약제과에 확실하게 반품한다(간호사).
      : 중지한 약이 반품된 것을 확인한다(약사).
③ 퇴원 처방
  FM: 퇴원 처방을 환자에게 전달하지 않았다.
    → 대책: 퇴원처방약 두는 곳을 만든다.

표 11-7 FMEA 워크시트(내복·외용약 업무) (일부 발췌)

직종	대분류	소분류	단위 업무	상황(scene)	고장유형(FM)	발생도 A	1차 영향 FM이 업무에 미치는 영향	2차 영향 FM이 환자에게 미치는 초기 영향	3차 영향 FM이 환자에게 미치는 그 후의 영향	심각도 B 환자에게 미치는 심각도	검출도 C	위험도 A×B×C
간호사	지참약	지참약 확인	환자가 지참한 약의 이름 및 그 밖의 사항을 카덱스에 옮겨 적음	입원할 때가 아니라 다음에 가져왔음	카덱스에 옮겨 적지 않음(미기재未記載)	5	지참약이 떨어졌을 때 대응이 늦음	약효가 없음(통증이 낫지 않고, 고혈압·고혈당·기타)	-	2	4	40
간호사			환자가 지참한 약의 이름 및 그 밖의 사항을 옮겨 적음	바쁨	잘못 옮겨 적음(오기재誤記載)	5	지참약이 떨어졌을 때 원래 필요한 약이 처방되지 않음	약효가 없음(통증이 낫지 않고, 고혈압·고혈당·기타)	-	2	4	40
간호사	처방약 중지	처방약 중지	약상자에 있는 약 봉투에서 중지약을 뺌	바쁨	중지약만 남기고 다 치움(잘못 치움)	4	내일부터 중지되어야 할 약이 중지되지 않고, 계속되어야 할 약이 중지됨	약에 의한 부작용(위통·구역질·저혈당, 기타)이 나타남	-	2	3	24
간호사			당일분 약상자에서 중지약을 뺌	바쁨	중지약을 치우지 않음(미제거)	4	오늘 중지되어야 할 약이 중지되지 않음	약에 의한 부작용(위통·구역질·저혈당, 기타)이 나타남	-	2	3	24
간호사	퇴원 처방	퇴원 준비	퇴원 환자의 나머지 약을 약상자에서 꺼냄	여러 과에서 처방이 나오고 있음	일부를 꺼내지 않음. 남음(잘못 꺼냄)	4	퇴원 후에 약이 남아 있다고 판명됨	퇴원 후에 상태가 개선되지 않음(통증이 낫지 않고, 고혈압·고혈당·기타)	-	2	3	24
간호사			환자·가족에게 퇴원 처방약을 건넴	급히 퇴원하게 되었음	일부를 건네지 않음. 남음(잘못 전달함)	4	퇴원 후에 약이 남아 있다고 판명됨	퇴원 후에 상태가 개선되지 않음(통증이 낫지 않고, 고혈압·고혈당·기타)	-	2	3	24
간호사	지참약	지참약 확인	환자가 지참한 약의 이름 및 그 밖의 사항을 조사함	다양한 약을 가지고 왔음	잘못 조사함(오조사誤調査)	3	지참약이 떨어졌을 때 원래 필요한 약이 처방되지 않음	약효가 없음(통증이 낫지 않고, 고혈압·고혈당·기타)	-	2	4	24
간호사	처방약 중지	중지 지시 받음	의무기록 지시에서 중지 지시를 받음	지정된 장소에 기재하지 않음	중지 지시를 받지 않음(미수未受)	3	약을 중지하지 않음	중지해야 할 약에 의한 부작용(위통·구역질·저혈당, 기타)이 나타남	-	2	3	18
간호사	투약	투약 약제 준비	배선配線 전에 약상자에서 약을 꺼냄	투약하는 약이 많음	식전 약을 꺼내지 않음(미취未取)	3	식사 전에 약을 먹을 수 없음	약효가 없음(고혈당)	-	2	3	18
간호사	복용	복용을 도움	식사를 할 때 도움이 필요한 환자의 내복약 복용을 도움	바쁨	돕지 않음(미개조未介助)	2	환자에게 투약하지 않음	약효가 없음(통증이 낫지 않고, 고혈압·고혈당·기타)	-	2	4	16

표 11-8 지참약 일람 시트

지참약 일람	지참약 내용 확인일 ( )월 ( )일 확인자 사인 ( ) ( )F 이름 ( )						
	약품명	용법·용량	약효	타병원의 약	앞으로의 지속	복용 정지	이후의 처방
1				☐	계속·중지	/	당원·타 병원
2				☐	계속·중지	/	당원·타 병원
3				☐	계속·중지	/	당원·타 병원
4				☐	계속·중지	/	당원·타 병원
5				☐	계속·중지	/	당원·타 병원
6				☐	계속·중지	/	당원·타 병원
7				☐	계속·중지	/	당원·타 병원
8				☐	계속·중지	/	당원·타 병원
9				☐	계속·중지	/	당원·타 병원
10				☐	계속·중지	/	당원·타 병원

당원 처방 시 주치의 처방·타과 의뢰

표 11-9 지참약 업무 순서

Why	Who	When	Where	What	How
지참약 파악	간호사	입원 시	지참약 시트	약제 이름·약효	기입함
	간호사	입원 시	지참약 시트	용법·용량	기입함
	간호사	입원 시	지참약 시트	처방 끝나는 날	기입함
	간호사	약제 이름 불명 시	약제과	약제 이름·약효	조사함
계속·중지 지시	간호사	입원 시	지참약 시트	계속·중지	의사에게 확인
	의사	입원 시	지참약 시트	계속·중지	기입함
앞으로 처방 이전에 지시	간호사	입원 시	지참약 시트	이후의 처방	의사에게 확인
	의사	입원 시	지참약 시트	이후의 처방	기입함
	의사	입원 시	지참약 시트	당원 처방 시 어느 과에서 처방?	기입함
시트 기입 책임을 분명히 함	간호사	시트 기입 후	지참약 시트	사인	기입함
지참약을 다 사용했을 시 대응을 분명히 함	의사	지참약 종료 시	입원한 과	지참약	처방함
	의사	지참약 종료 시	입원한 과	타과에 의뢰	기입함
	간호사	지참약 종료 시	원외	집에 남아 있는 환자 가족 지참약	환자 가족에게 가져오도록 함

■ 주사약 업무

주사약 업무에 대해 위험도까지 평가한 FMEA 워크시트를 표 11-10에 나타냈다.

표 11-10 FMEA 워크시트(주사약 업무) (일부 발췌)

직종	대분류	소분류	단위 업무	업무의 목적·기능	상황 (scene)	고장유형 (FM)	발생도 A	1차 영향 FM이 업무에 미치는 영향	2차 영향 FM이 환자에게 미치는 초기 영향	3차 영향 FM이 환자에게 미치는 그 후의 영향	심각도 B 환자에게 미치는 심각도	검출도 C	위험도 A×B×C
간호사	주사 준비	항암제 준비	항암제의 잔량을 또다른 간호사와 더블체크함	항암제의 용해량이 정확한지 확인함	양을 잘못 맞췄지만 아무도 옆에 없음	잔량을 더블체크하지 않음 (미체크)	2	지나치게 많이 투여	화학요법에 의한 컨디션 불량 (구역질·구토 등)	항암제의 중대한 부작용이 나타남(백혈구 감소 등)	8	5	80
간호사		변경 지시	주사처방전을 꺼내고, 지시서에 변경 내용을 기입함	지시의 변경에 대응함	간호사 호출에 대응하느라 업무 중단	주사처방전에 지시 변경을 기입하지 않음(미기입)	4	변경 내용대로 실시되지 않음	상태가 개선되지 않음	−	4	3	48
간호사		주사처방전 확인	(간호사 A) 주사지시서의 약제 이름·용량을 읽음	주사지시서의 약제 이름·용량을 인식함	주사 지시가 복잡함	일부를 읽지 않음(오독誤讀)	4	주사가 바르게 실시되지 않음	상태가 개선되지 않음	−	4	3	48
간호사		주사처방전 확인	(간호사 B) 카트 안에 있는 주사처방전의 약제 이름·용량을 봄	카트 안에 있는 주사처방전의 약제 이름·용량을 인식함	주사 지시가 복잡함	약제 수를 잘못 봄(오견誤見)	4	주사가 바르게 실시되지 않음	상태가 개선되지 않음	−	4	3	48
간호사		주사처방전 확인	(간호사 B) 읽은 주사지시서와 카트 안에 있는 주사처방전의 약제 이름·용량을 대조함	지시와 주사약이 맞는지 확인함	주사 지시가 복잡함	카트에 있는 약제가 지시 내용의 것과 다른데도 같다고 대조함(잘못 대조)	4	주사가 바르게 실시되지 않음	상태가 개선되지 않음	−	4	3	48
간호사	실시	환자 확인	병상의 이름을 읽음	병상에 있는 환자가 점적을 실시할 환자인지를 확인함	중증 환자라 대답을 할 수 없는데, 나이가 비슷한 환자가 있음	병상에 적힌 이름을 읽지 않음(미독未讀)	2	다른 환자에게 점적함	다른 약제의 영향이 나타남	−	4	5	40
간호사	주사 준비	주사약 꺼냄	카트 안에 있는 주사처방전에 따라 주사약을 꺼냄	주사약을 정확하게 준비함	간호사 호출에 대응하느라 업무 중단	약제 본수를 잘못 꺼냄(오취출誤取出)	3	다른 용량에 따라 투여함(2V가 필요한데 1V를 투여)	약제의 효과가 나타나지 않음	−	4	3	36
간호사			카트에서 꺼낸 주사약을 작업대에 놓음	주사약을 정확하게 준비함	작업대가 난잡함	주사약을 두는 장소를 잘못 앎	3	다른 환자의 링거에 혼합하는 주사약을 세트함	다른 약제의 영향이 나타남	−	4	3	36

① 항암제

　　FM: 잔량 체크를 빠트리다.

　　　→ 대책: 실시 전에 의사가 항암제 용량·잔량을 확인한다.

② 중지·변경 시

　　FM: 지시 변경을 놓치다.

　　　→ 대책: 지시서와 주사처방전의 분류 번호(변경횟수變更回數)까
　　　　　지 대조한다.

③ 실시 시의 환자 확인

　　FM: 환자를 오인하다.

　　　→ 대책: 병상 옆에서 적힌 주사처방전의 이름, 병상에 적힌 이
　　　　　름을 소리 내어 읽으면서 대조한다.

이 단계까지 실시한 대책 중 대부분에 대한 개정을 지금도 계속 거듭하고 있다.

(7) 대책 전개

약제 업무에서는 지금도 처방과 지시를 변경·중지하는 것을 관리하는 것이 문제시된다. FMEA로 분석했을 당시에는 "손으로 써서 대응함", "운용을 하면서 결정을 철저히 함" 같은 대책을 세웠다. 하지만 약제의 처방 시스템을 구축했을 때에는 FMEA에서 판명된 프로세스상의 약점을 정보 시스템 설계에 반영함으로써 자동화할 수 있었다. 지참약 관리는 포괄수가제도(DPC)가 도입되면서 최근, 특히 경제적 관점에서 주목받고 있다. 네리마 종합병원에서는 2000년에 실행된 FMEA의 결과로 '지참약 관리에 관한 위험성'이 판명되고 있다. 그래서 절차서를 작성하고 원내에서 표준화하면서 순서를 순차적으로 개정했다. 전자의무기록의 처방 시스템을 구축했을 때에는 지참약도 지시 입력 화면에 넣을 수 있다(그림 11-3).

현재, 입원환자의 지참약에 대해서는 모두 약사가 신속하게 조사하여 처방 시스템에 입력하는 체제에 따라 정비가 이루어지고 있다. 이로써 의사가 내복·외용약과 주사약을 지시할 때에는 내복·외용약과 주사약 및 지참약 등 3가지 상호 금기를 자동적으로 체크하는 구조가 이루어졌다(그림 11-3).

최근 일반명 의약품(후발 상품)이 보급되자, 입원환자의 지참약은 약명만으로는 무슨 약인지 의사도 간호사도 모르는 경우가 생겼다. 네리마 종합병원에서는 지참약 관련 정보도 약품 조회로 참조할 수 있다. 그래서 내복·외용약과 주사약 및 지참약 등 3가지 상호 금기 자동 체

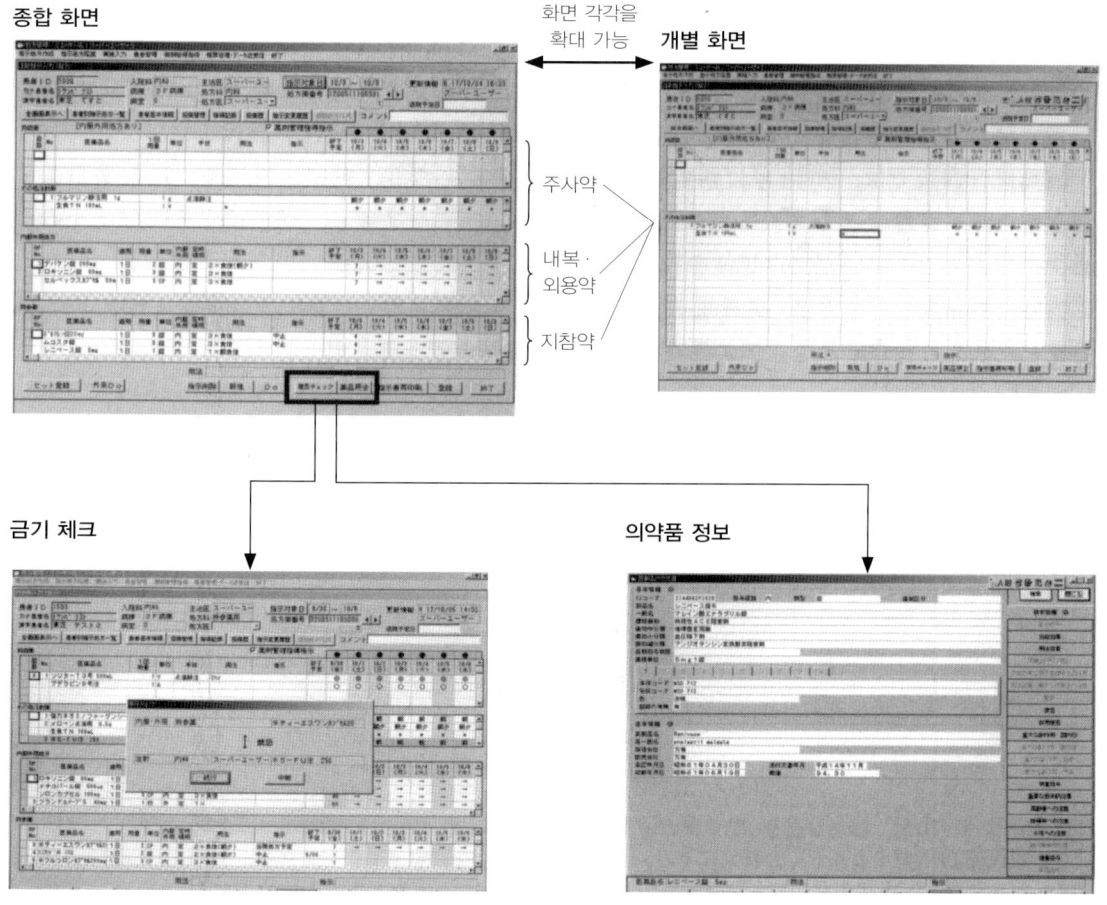

그림 11-3 입원약제 처방 시스템(지참약 입력 화면)

크 기능은 제2, 제3의 소리브진 사건[5]을 사전에 예방하는 대책 중 하나로서 유효하게 기능하고 있다.

주사약 변경 지시와 관련하여 "간호사는 지시서의 변경 분류 번호까지 대조한다", "의사는 변경 부분에 동그라미를 친 뒤, 간호사에게 변경 사항을 명확하게 전달한다" 같은 식으로 순서를 개정하여 운용하기로 했다. 그렇지만 의사와 간호사에 의한 실시 상황은 따로따로라 철저해지기가 어려웠다. 약제 처방 시스템을 구축할 때에 의사에 따라 제각각으로 쓰던 변경 사항 지시서의 마킹을 자동적으로 다른 색의 문자로 '변경', '중지'라고 기록하도록 통일했다.

항암제와 관련하여 간호사가 하는 항암제 준비 용해 전후의 확인 공정을 2000년에 실시한 FMEA로 변경했다. 2001년에는 산부인과 의사 중심의 MQI 팀이 항암제 처방 지시 때 투약 프로세스 전체를 취급함으로써 FMEA로 분석해 대책을 세우도록 했다. 더구나 약제과 내에서의 업무 프로세스에서도 FMEA로 업무를 다시 살펴본 다음 대책을 세우도록 함으로써, 현재 항암제 조제는 모두 약사가 하고 있다.

이상과 같이 FMEA로 한 번 분석해 대책을 세웠더라도, 그것으로 사고를 사전에 예방하는 대책을 완벽하게 세웠다고 할 수는 없다. 네리마 종합병원에서도 FMEA와 RCA를 실시하여 업무 프로세스를 반복해 살펴보고, 그 시점에서 최적의 것으로 계속 개정해왔다. 현장에서는 이렇듯 개선된 수준을 유지·관리하기 위해 노력하고 있다.

네리마 종합병원에서는 2013년에 신규 전자 의무기록으로 변경했다. 즉, 내복약·외용약·주사약 및 지참약 등에 관한 처방 시스템에 이전의 FMEA의 결과를 반영하고, 또한 환자 오인을 방지하기 위해 태블릿을 이용한 3가지 인증 시스템을 도입했다.

---

5) 소리브진은 발매가 금지된 대상포진에 대한 항바이러스제다. 이는 1993년에 발매되었는데, 발매 직후에 5-플루러우러실fluorouracil과 함께 사용하면서 사망자가 나왔다._옮긴이 주

네리마 종합병원에서도 더욱이 신규 전자 의무기록 처방 시스템 도입 후의 업무 프로세스를 FMEA로 분석하여 새로운 의료사고를 사전에 예방하는 대책을 시행하고 있다.[6]

6) 미국 의학원(IOM)의 보고서인 〈의료 IT와 안전(Health IT and Patient safety)〉이 경고했듯이, 새로운 의료 IT(전자 의무기록)를 도입함으로써 새로운 의료사고가 발생하고 있다. 그러나 행정(법 정비) · 개발업자 · 의료기관 · 의료인 등 이해관계자들 사이의 협력이 불충분하다. 이는 의료 IT를 도입한 의료기관별로 개별화된 것이 그 요인이다. 그러니 각 의료기관별로 업무 프로세스가 다르기 때문에 각 의료기관이 업무 프로세스를 변경할 때마다 FMEA를 실시하는 것이 바람직하다.

12장. FMEA 실습문제

FMEA 실습문제에 관해서는 다음과 같은 5가지로 구성했다. (A)~(D)에서 단계적으로 실습한 뒤 (E), (F), (G)로 전체를 실습한다.

(A) 단위 업무 쓰기

(B) FM(고장유형) 쓰기

(C) FM의 영향 쓰기

(D) FM의 영향 평가

(E), (F), (G) 전체를 통한 실습

(A) 우선 단위 업무 쓰기에 관해 실습한다. 다양한 업무를 단일 업무로 기재하는 경향이 있기 때문이다. 즉, 동사가 여러 개인 복문複文으로 쓰는 경우가 그렇다. 또한 직원별로 업무의 방법이 다르기 때문에 구체성이 결여된 기술을 하지 않도록 주의해야 한다.

(B) 먼저 단위 업무의 목적을 명확히 할 필요가 있다. 명확하지 않으면 고장유형을 정확하게 기재할 수 없기 때문이다. 단위 업무의 예정된 작업 및 업무 방법과는 다른 방법이 FM이기 때문에, 이 단계에서는 예정에 없던 어떤 방법으로 업무를 할 우려 또는 하지 않을 우려가 있는가에 대해 기록한다. 이해가 불충분하다면 FM의 결과 "○○라는 고장이 나온다"고 하는 FM의 영향을

기재하는 경우가 매우 많기 때문에 유의해야 한다.

(C) 예정에 없던 방법으로 하는 것(FM)과, 업무 및 환자에게 어떤 영향이 오는지를 검토한다.

(D) FM이 환자에게 미치는 영향을 평가하고, FM의 발생도와 FM에 의한 심각도, FM의 검출도를 확인하여 위험도를 평가하고, 대책을 세워야 하는 FM의 우선순위를 매긴다. 즉 위험도(RPN)는 FM의 발생도 A, 심각도 B, 그리고 검출도 C(어느 단계에서 FM의 발생을 발견할 수 있는가?)를 각각 점수화하여 3가지의 합계(A×B×C), 즉 위험도가 높은 것에 대한 대책을 세운다.

(E), (F), (G)는 바로 위의 (A)~(D)를 거쳐 전체적으로 실습한다.

실습문제 A: 단위 업무 기재

단위 업무를 기재한다. 동작 수준까지 지나치게 자세히 기재해도 번잡해진다. 그리고 단위 업무가 아니라 다양한 업무를 포함하여 기재하는 경향이 있다. 업무담당자가 실행할 수 있는 정도로 기재한다.

실습문제 A-1~A-4에 나타낸 단위 업무 가운데 각각 부적절한 것을 수정하라(FMEA 워크시트의 대분류, 소분류, 프로세스 번호를 생략했다).

◥실습문제 A-1

간호사가 항생제를 병상 옆으로 가지고 가 점적하는 프로세스다.

직종	단위 업무
간호사	항생제와 주사처방전을 가지고 환자의 병상 옆으로 감
간호사	환자를 확인함
간호사	엘라스터에 점적침을 삽입함
간호사	항생제를 점적 세트에 접속함

◥실습문제 A-2

환자를 병동에서 수술실로 이송시킨 후의 업무 순서다.

직종	단위 업무
간호사	스트레처카에서 수술대로 이송시킴
마취과 의사	환자의 이름을 확인함
간호사	모니터를 장착하고, 활력징후를 확인함

◥실습문제 A-3

중심정맥 카테터 삽입에 관한 업무 순서의 일부다. 환자에게 설명하고 삽입 준비를 하는 단계다.

직종	단위 업무
의사	구두·편지로 환자·가족에게 중심정맥 카테터를 삽입하는 목적·위험성 등에 관해 설명함
간호사	처치실에서 환경을 정돈함

◤실습문제 A-4

수혈제제와 수혈 전표를 대조하는 장면에서 환자에게 수혈하기 직전까지의 업무다.

직종	단위 업무
간호사	수혈제제 라벨에 적힌 이름·혈액형 같은 정보를 읽고, 의사가 교차 검토한 수혈 전표의 내용을 보고 확인함
간호사	교차 시험 결과를 대조한 후, 의사·간호사가 수혈 전표 확인란에 사인함
간호사	수혈 팩에 수혈 세트를 접속함
간호사	환자의 이름을 불러 환자를 확인하고, 병상에 적힌 이름도 확인함
간호사	수혈 시작에 대해 설명함

실습해설 A: 단위 업무 기재

▲실습해설 A-1

(간호사가) "항생제와 주사처방전을 가지고 환자의 병상 옆으로 감"은 적절하지 않다.

다음과 같은 2가지 동작으로 구분한다.

직종	단위 업무
간호사	항생제와 주사처방전을 집음
간호사	환자의 병상 옆으로 감

즉, 항생제와 주사처방전 둘 다를 집는 행위와, 병상 옆으로 가는 행위로 나누어 생각해야 한다. 단위 업무의 주어와 동사는 하나이어야 한다. FM은 각각의 상황에서 일어날 수 있기 때문이다. 사례는 항생제와 주사처방전 중 어느 쪽인가? 또는 둘 다 들지 않는 고장이 있을 수 있다. 그리고 다른 환자의 병상 옆으로 가져갈 수도 있다.

그 다음으로 "환자를 확인함"은 부적절하다. 어떤 방법으로 확인했는지 구체적인 방법(프로세스)을 기재하지 않는 한 확인 방법이 너무 다양해진다. 예를 들면 "환자를 확인함"에 해당하는 단위 업무는 다음과 같은 프로세스가 된다.

(해답 사례)

직종	단위 업무
간호사	주사처방전의 이름과 점적에 기재된 이름이 동일한지 대조함
간호사	주사처방전의 이름과 병상에 적힌 이름을 대조함
간호사	점적에 기재된 이름과 환자 리스트밴드의 이름을 대조함

▲실습해설 A-2

마취과 의사가 어떻게 환자의 이름을 확인했는가를 구체적으로 기재할 필요가 있다(실습문제 A-1과 마찬가지다).

'모니터 장착'과 '활력징후 확인'은 2개의 다른 단위 업무이기 때문에 나눈다. 예를 들면 다음과 같이 기재하면 좋다.

(해답 사례)

직종	단위 업무
간호사	환자를 스트레처카에서 수술대로 이송시킴
마취과 의사	리스트밴드의 이름과 수술 대장의 환자 이름을 대조함
간호사	모니터를 장착함
간호사	활력징후를 확인함

▲실습해설 A-3

처치실에서 환경을 정돈한다고 했는데, 구체적인 단위 업무로 나누어 다시 적용할 필요가 있다.

(해답 사례)

직종	단위 업무
의사	구두·편지로 환자·가족에게 중심정맥 카테터를 삽입하는 목적·위험성 등에 관해 설명함
간호사	중심정맥을 삽입하는 데 필요한 기구·약품을 준비함
간호사	환자를 처치실로 이동시킴
간호사	테이블에 멸균포를 깜
간호사	멸균제제를 멸균포 위에 준비함
의사	수술복을 착용함

◢**실습해설 A-4**

"수혈제제에 붙어 있는 라벨에 적힌 이름·혈액형 같은 정보를 읽고, 의사가 교차 검토한 수혈 전표 내용을 보면서 확인함"은 간호사와 의사가 각각 해야 할 두 가지 단위 업무이니까 나눈다.

간호사의 업무에서 "의사·간호사가 수혈 전표 확인란에 사인함"이라고 했는데, 의사의 사인은 의사의 단위 업무다.

"환자의 이름을 부르고, 그 환자가 대답하는 것을 들음으로써 이름을 확인하고, 병상에 적힌 이름으로도 확인함"은 3개의 단위 업무이기 때문에 나눌 필요가 있다.

(해답 사례)

직종	단위 업무
간호사	수혈제제에 붙어 있는 라벨에 적힌 이름·혈액형 같은 정보를 읽음
의사	교차 검토한 수혈 전표의 내용과 간호사가 읽은 내용이 같은지 확인함
의사	수혈 전표 확인란에 사인함
간호사	수혈 전표 확인란에 사인함
간호사	수혈 팩에 수혈 세트를 접속함
간호사	환자의 이름을 부르면서 그 환자에게 대답하라고 지시함
간호사	환자가 자기 이름을 말하는 것을 들음
간호사	자기가 들은 환자의 이름과 수혈제제에 붙어 있는 라벨에 적힌 이름을 대조함
간호사	병상에 적힌 이름과 수혈제제에 붙어 있는 라벨에 적힌 이름을 대조함
간호사	수혈을 개시하는 것에 대해 설명함

실습문제 B: FM(고장유형) 기재

여기에서는 FMEA 워크시트에 단위 업무의 목적·기능 그리고 FM을 기재한다. 단위 업무대로 실행하지 않고 다른 방법(FM)으로 단위 업무를 진행하면 본래의 목적을 달성할 수 없다. 그리고 FM을 빠짐없이 추출하려면 업무의 목적을 분명히 할 필요가 있다. 아울러 FM을 추출하기 위해 현장에서의 상황(scene)을 떠올려 구체적인 FM을 추출할 수 있다. 제2부의 9.5장에는 상황을 이용하는 방법을 설명했다.

실습문제 B−1~B−6에 대해 기재된 FM 가운데 틀린 FM을 수정하라.

실습문제 B−1

항생제를 병상 옆에 가지고 가서 투여를 시작하기 직전의 작업 프로세스다.

직종	프로세스 No.	단위 업무	업무의 목적 · 기능	고장유형(FM)
간호사	1-1	주사처방전의 이름과 점적에 기재된 이름을 대조함	가지고 있는 주사처방전과 점적의 이름이 동일한지 확인함	환자 오인
간호사	1-2	점적에 기재된 이름과 병상에 적힌 이름을 대조함	가지고 있는 점적의 이름이 병상에 있는 환자의 이름인지 확인함	환자 오인
간호사	2-1	엘라스터(점적침)를 삽입함	점적하는 루트를 확보함	엘라스터(점적침)를 삽입하지 않음(미삽입)

실습문제 B-2

의사가 치료 계획을 정하고, 지시를 내리는 장면이다.

직종	소분류	프로세스 No.	단위 업무	업무의 목적·기능	고장유형(FM)
의사	치료 계획	1-1	치료 계획을 결정함	치료를 계획함	간호사가 이해하지 못함
의사		1-2	처방전으로 지시함	치료 관련 지시를 내림	처방전에 관한 순서를 따르지 않음

실습문제 B-3

주사기펌프로 강압제를 주입하는 업무 프로세스의 일부다.

직종	대분류	소분류	프로세스 No.	단위 업무	업무의 목적·기능	고장유형(FM)
간호사	점적강압치료	펌프 작동	1-1	주사기펌프의 시작 스위치를 누름	주사기펌프를 작동시킴	강압제 투여가 시작되지 않음(미실시)
			1-2	주사기펌프 작동램프의 점등을 확인함	주사기펌프의 작동 상황을 파악함	강압제 투여가 시작되지 않음(미실시)
간호사		상태 관찰	2-1	혈압의 변화 등 환자의 상태를 관찰함	약제의 치료 효과를 파악함	지시의 변경이 적절하게 이루어지지 않음

실습문제 B-4

경막 밖에 카테터를 삽입하여 마취하는 업무 과정이다.

직종	대분류	소분류	프로세스 No.	단위 업무	업무의 목적·기능	고장유형(FM)
의사	마취를 실시	카테터 삽입	1	경막 외 카테터를 삽입함	마취약이 들어가는 경로를 확보함	무리한 체위로 삽입함
간호사		상태 파악	2	환자의 활력징후를 파악함	활력징후의 변동을 파악함	쇼크 상태에 이름
의사		마취약 정맥주사	3	마취유도약을 정맥에 주사함	원활한 삽관을 위해 진정시킴	마취 효과가 일어나지 않음

실습문제 B-5

기관 내에 삽관하는 장면이다.

직종	소분류	프로세스 No.	단위 업무	업무의 목적·기능	고장유형(FM)
의사	삽관	1-1	기관 내에 튜브 삽입	환기 경로 확보	바로 커프압을 높이지 않았는데 구토함
의사		1-3	양쪽 폐의 환기 상태를 청진기로 들음	튜브의 위치를 확인함	의사가 손을 떼지 않고, 간호사가 확인함

실습문제 B-6

수술이 끝나고 사용한 거즈의 매수를 확인한 후의 업무 프로세스다.

직종	대분류	소분류	프로세스 No.	단위 업무	업무의 목적·기능	고장유형(FM)
집도의	수술	수술 마무리 준비	1-1	복강 내를 세정함	복강 내 오염을 감소시킴	복강 내를 세정하지 않음
집도의			1-2	수술 부위에 사용한 기자재의 잔여물이 없는지 확인함	수술 중에 사용한 의료 재료를 회수함	수술 부위의 확인을 충분히 하지 않고, 장기 압박 시에 사용한 타월을 잊었음
집도의			1-3	드레인을 유치함	삼출액을 배출함	삼출액 등의 배출이 불충분해짐

실습해설 B: FM(고장유형) 기재

▲실습해설 B-1

프로세스 1-1과 1-2의 FM이 '환자 오인'이라고 기재되어 있는데, 프로세스 1-1에는 "주사약의 이름과 점적에 기재된 이름을 대조하지 않음(미대조未對照)"이 FM이 된다. 프로세스 1-2는 "점적에 기재된 이름과 병상에 적힌 이름을 성만 대조함(오대조誤對照)"이다.

프로세스 2-1의 FM인 "엘라스터(점적침)를 삽입하지 않음(미삽입未揷入)"은 적절하다.

FM의 난에는 단위 업무의 바르지 않은 방법을 기재한다. 결국 이 사례로 말하면 "점적을 다른 환자에게 투여함(환자 오인)"은 FM이 아니라 '오대조'라는 FM의 영향(결과)이다. 오인은 환자를 확인하는 여러 개의 단위 업무 중 어떤 것에서 FM의 영향으로, 즉 결과로서 발생할 수 있다. 단, "점적에 기재된 이름과 병상에 적힌 이름을 잘못 대조(오대조)하는 것은 정말 있을 수 있는 일인가?" 같은 현장의 상황(scene)을 생각해본다. 환자의 이름이 같을 경우에는 성만을 보고 대조하는 상황이 떠오르는 바, 이럴 때에는 대조를 잘못할 수 있다. 성만으로 대조한다는 FM이 생각날 경우, 상황은 FM을 나타내기 위한 또는 확인하기 위한 것이므로 모든 단위 업무에 기재할 필요는 없다.

(수정 사례)

직종	프로세스 No.	단위 업무	상황(scene)	고장유형(FM)
간호사	1-1	주사처방전의 이름과 점적에 기재된 이름을 대조함		주사처방전의 이름과 점적에 기재된 이름을 대조하지 않음(미대조)
간호사	1-2	점적에 기재된 이름과 병상에 적힌 이름을 대조함	이름이 같은 환자들이 누워 있음	점적에 기재된 이름과 병상에 적힌 이름을 성만 대조함(오대조)

미대조와 오대조는 다른 FM이기 때문에 2가지 예로 기재한다. FM의 영향이 둘 모두에서 다른 경우가 많아서 각각 따로 검토할 필요가 있기 때문이다.

◢실습해설 B-2

프로세스 1-1 "치료 계획을 결정함"의 단위 업무의 목적은 "치료를 계획함"이 아니라 "치료를 개시함"이다. FM은 "치료 계획을 결정하지 않음(미책정)", "다른 환자의 치료 계획을 결정함(오책정)" 등이다. 이 상황에서는 FM의 주어는 의사이고, 간호사 등은 주어가 되지 않는다. 또한 어떤 치료 계획이 잘못될 수 있는지 구체적으로 기재하기 위하여 현장의 상황을 떠올려본다. 예를 들면 항생제 등은 같은 양을 투여하는 경우가 많은데, 신장 기능이 나쁜 환자에게는 양을 줄여서 투여하도록 지시해야 한다. 경우에 따라서는 경험이 별로 없는 의사 등이 약제를 지나치게 많이 투여하도록 지시를 내리기도 한다.

프로세스 1-2 "처방전으로 지시함"의 목적은 "치료에 관한 지시를 내림"이 아니라 다양한 직종의 관계자들로 이루어지는 팀 의료에서 "서면으로 지시함"이라는 의미다. FM은 "처방전에 관하여 순서를 지키지 않음"이라고 했는데, 어떻게 지키지 않았는지 모르기 때문에 "구두로 지시함(오지시誤指示)"이라고 구체적으로 기재할 필요가 있다.

(수정 사례)

직종	소분류	프로세스 No.	단위 업무	업무의 목적·기능	상황(scene)	고장유형(FM)
의사	치료 계획	1-1	치료 계획을 책정함	치료를 개시함	경험이 별로 없는 의사	치료 계획을 책정하지 않음(미책정未策定)
					경험이 별로 없는 의사	다른 환자의 치료 계획을 책정함(오책정誤策定)
의사		1-2	처방전으로 지시함	서면으로 지시함	긴급 시(구두 지시 등)	구두로 지시함(오지시誤指示)

◢실습해설 B-3

프로세스 1-1 "주사기펌프의 시작 스위치를 누르는" 목적은 "주사기 펌프를 작동시키는 것"이라고 했다. 하지만 "강압제 투여를 시작함"은 업무의 목적으로 적절하다. FM은 "주사기펌프의 시작 스위치를 누르지 않음(미작동未作動)"이다. 누르지 않음으로써 강압제가 투여되지 않게 된다. 강압제의 투여는 "의사가 지시를 내림" 및 "간호사가 지시를 받음" 등 여러 프로세스를 거쳐 이루어진다. "강압제를 투여하지 않음"은 이러한 것들 중 어느 한 단일 업무의 FM의 결과다. 또한 (미실시)라고 기재했는데, 무엇을 실시하지 않았는가를 알 수 없기 때문에 (미+단위 업무의 동사)와 (미+누름), 즉 (안 누름)이라고 한다. 오誤(잘못)의 경우도 마찬가지로 (오실시)가 아니라 (안 누름)이라고 한다.

프로세스 1-2 "주사기펌프 작동 램프의 점등을 확인함"의 FM은 "작동 램프의 점등 미확인" 또는 "잘못 확인"이다. 잘못 확인함으로써 "작동 램프가 점등하지 않았는데도 점등했다고 확인함"이 될 수 있다.

프로세스 2-1 "혈압의 변화 등 환자의 상태를 관찰함"의 FM은 "혈압의 변화 등 환자의 상태를 관찰하지 않음(미관찰未觀察)" 또는 "혈압이 높은데 낮다고 관찰함(오관찰誤觀察)"이다. 관찰하여 환자의 상태에 따라 강압제의 적하수滴下數를 바꿀 필요가 있다. 관찰을 하지 않거나 또는 잘못 관찰한 결과 적절한 유량으로 적선지시適宣指示 변경을 할 수 없게 된다. 여기에서는 "지시 변경이 적절하게 이루어지지 않음"이라는 FM이 아니라 'FM의 결과'인 것이다.

더구나 '영향의 난'에 기재하는 경우에도 "적절하게 이루어지지 않음"이라는 고장이 있다고 말할 뿐이기 때문에 어떻게 적절하지 않은가를 구체적으로 기재할 필요가 있다.

(수정 사례)

직종	대분류	소분류	프로세스 No.	단위 업무	업무의 목적 · 기능	고장유형(FM)
간호사	점적강압치료	펌프 작동	1-1	주사기펌프의 시작 스위치를 누름	강압제 투여를 시작함	주사기펌프의 시작 스위치를 누르지 않음(미압未押)
간호사			1-2	주사기펌프의 작동 램프 점등을 확인함	주사기펌프의 작동 상황을 확인함	작동 램프의 점등을 확인하지 않음(미확인)
						작동 램프가 점등하지 않았는데 점등했다고 확인함(오확인)
간호사		상태 관찰	2-1	혈압의 변화 등 환자의 상태를 관찰함	약제의 치료 효과를 파악함	혈압의 변화 등 환자의 상태를 관찰하지 않음(미관찰)
						혈압이 높은데 낮다고 관찰함(오관찰)

◢실습해설 B-4

프로세스 1 "경막 외 카테터를 삽입함"의 목적은 "경막 외 마취약 투여 경로를 확보함"이다. 프로세스 3에서 "마취유도약을 정맥주사함"이라고 했는데, 마취약을 정맥주사하기 위한 경로를 확보하는 업무를 가리키는 것은 아니다. 경막 외 마취와 전신마취의 병용, 또는 수술 후의 통증 완화를 위하여 경막 외 마취를 실시하게 된다. FM의 "무리한 체위로 삽입함"은 적절하지 않다. '무리한 체위'는 그 전의 단위 업무다. "경막 외 마취를 위한 체위를 취함(옆으로 향하게 한 몸을 구부림으로써 척추를 마취의에게 향함)"이라는 업무의 FM이다. 이 단위 업무에서는 "카테터를 삽입하지 않음(미삽입)" 또는 "경막 내에 삽입함(오삽입)"이 FM이 된다.

프로세스 2 "환자의 활력징후를 파악함"의 단위 업무의 목적은 "마취약에 의한 환자의 상태 변화를 파악하기 위함"이다. FM은 "활력징후를 파악하지 않음(미파악)" 또는 "혈압이 높은데 낮다고 파악함(오파악)"이다. 활력징후를 파악하지 않아서 환자가 쇼크 상태에 이르렀지만 발견과 처치가 늦어지는 경우가 있을지도 모른다. 그것은 FM의 영향이다. 활력징후의 파악을 빠트려도 "쇼크 상태에 이르는" 경우는 없다.

프로세스 3 "마취유도약을 정맥주사함"의 목적은 전신마취에 앞서 진정시키고 기관 내 삽관을 원활하게 하기 위해서다. FM은 "마취유도약을 정맥주사하지 않음(미정맥주사)" 또는 "예정에 없던 약제를 정맥주사함(오정맥주사)"이다. 이는 "마취 효과가 없음"이라는 FM의 영향이다.

(수정 사례)

직종	대분류	소분류	프로세스 No.	단위 업무	업무의 목적·기능	고장유형(FM)
의사	마취 도입	카테터 삽입	1	경막 외 카테터를 삽입함	경막 외 마취약 투여 경로를 확보함	카테터를 삽입하지 않음(미삽입)
						경막 내에 삽입함(오삽입)
간호사		상태 파악	2	환자의 활력징후를 파악함	환자의 상태가 변동되는 것을 파악함	활력징후를 파악하지 않음(미파악)
						혈압이 높은데 낮다고 파악함(오파악)
간호사		마취약 정맥주사	3	마취유도약을 정맥주사함	원활한 삽관을 위해 진정시킴	마취유도약을 정맥주사하지 않음(미정맥주사)
						예정에 없던 약제를 정맥주사함(오정맥주사)

◢ 실습해설 B-5

프로세스 1-1 "기관 내 튜브를 삽입함"의 목적은 인공호흡을 실시할 때 환기 경로를 확보하기 위해서다. FM은 "기관 내 튜브를 삽입하지 않음(미삽입)", "기관 내 튜브를 식도에 삽관함(오삽입)"이다.

"바로 카프압을 높이지 않다…"는 그때의 상황(scene)에 대한 설명이고, "기관 내 튜브를 삽입함"의 FM은 아니다. 여기에서는 생략되어 있지만, 프로세스 1-2의 단위 업무인 "카프에 주사기로 가압함"이 FM이 되는 것이다.

프로세스 1-3 "양쪽 폐의 환기를 청진함"은 단위 업무지만, "청진으로 양쪽 폐의 환기를 확인함"으로써 튜브의 위치를 확인할 수 있다. FM은 "양쪽 폐의 환기를 청진하지 않음(미청진)", "한쪽 폐의 환기를 양쪽 폐의 환기로 청진함(오청진)"이다. 기관 내 튜브를 삽입한 경우, 의사는 우선 청진하고, 또한 환기 시에는 흉곽의 움직임을 보고서 양쪽 폐가 환기되고 있는지 반드시 확인하기 때문에 미청진은 있을 수 없는 일이라고도 생각하기 마련이다. "미청진이라는 FM이 있을 수 있는지?"라고 스스로에게 물으면서 현장의 상황(scene)을 떠올려본다. 예를 들어 의사가 삽입한 직후에 긴급한 연락 등이 그 의사에게 들어왔고, 그래서 확인을 간호사가 했다고 하자. 의사가 연락을 마쳤을 때 간호사가 "확인했습니다"라고 보고했다면 의사가 해야 할 "양쪽 폐의 환기를 청진함"을 빠트리는 상황도 있을 수 있다. 그렇다면 FM으로 기재한다. 이것은 의사의 단위 업무이지, 간호사의 단위 업무는 아니다. "간호사가 청진함"이 최종적으로 확인되면 "의사가 청진하지 않음(미청진)"이 되는 바, 이것이 문제인 것이다.

(수정 사례)

직종	소분류	프로세스 No.	단위 업무	업무의 목적 · 기능	고장유형(FM)
의사	삽관	1-1	기관 내 튜브를 삽입함	환기 경로를 확보함	기관 내 튜브를 삽입하지 않음(미삽입)
					기관 내 튜브를 식도에 삽관함(오삽입)
의사		1-2	커프에 주사기로 가압함	기관에서 공기 유출을 방지함	커프에 주사기로 가압하지 않음(미가압)
의사		1-3	양쪽 폐의 환기를 청진함	튜브의 위치를 확인함	양쪽 폐의 환기를 청진하지 않음(미청진)
					한쪽 폐의 환기를 양쪽 폐의 환기로 청진함(오청진)

◢실습해설 B-6

프로세스 1-2에서 "수술 부위의 잔여물을 확인하지 않음(미확인)"이 FM이다. 여기에는 "수술 부위의 확인을 충분히 하지 않고, 장기 압박 시에 사용한 타월을 잊었음"이 있다. "수술 부위 확인을 충분히 안 함(미확인)"은 FM에 해당되지만, "장기 압박 시에 사용한 타월을 잊었음"은 FM에 의한 영향의 결과다.

프로세스 1-3 "드레인을 유치함"의 FM은 "드레인을 유치하지 않음(미유치)"이다. "삼출액 등의 배출이 충분하지 않게 됨"은 "드레인을 삽입하지 않았음"이라는 고장에 의한 영향이다.

(수정 사례)

직종	대분류	소분류	프로세스 No.	단위 업무	업무의 목적 · 기능	고장유형(FM)
집도의	수술	수술을 끝낼 준비	1-1	복강 내를 세정함	복강 내 오염을 줄임	복강 내를 세정하지 않음(미세정未洗淨)
집도의			1-2	수술 부위에 사용한 기자재의 잔여물이 없는지 확인함	수술 중에 사용한 의료 재료를 회수함	수술 부위의 잔여물을 확인하지 않음(미확인)
집도의			1-3	드레인을 유치함	삼출액을 배출함	드레인을 유치하지 않음(미유치未留置)
						드레인을 얇은 부위에 유치함(오유치誤留置)

실습문제 C: FM의 영향에 대한 기재

"FM에 의해 업무에 어떤 문제가 일어나는가?"를 기재한다(1차 영향). 그리고 "환자에게는 어떤 영향이 생기는가?"를 기재한다(2차 영향). 환자에 대한 2차 심각도 시시각각 변하는 경우가 있다. FM에서 시간이 경과되면서 나오는 환자에 대한 그 후의 영향은 3차 영향이라고 한다. 예를 들면 머리를 때려서 피하혈종이 생기는 것이 2차 영향이라면, 수일 후부터 수개월 후에 경막하혈종이 일어나는 경우가 3차 영향이다. 1차, 2차, 3차라는 식으로 영향을 순서대로 잘 생각해가는 것이 핵심이다. 반드시 모든 경우에 3차 영향이 나오는 것은 아니기 때문에 2차 영향으로 괜찮은 경우도 많다.

▼실습문제 C-1

항생제의 점적을 시작한 뒤부터의 업무 프로세스다. 영향에 관한 부분으로 부적절한 표현을 수정하라(여기에서는 분류, 업무의 목적·기능에 관한 난 같은 FMEA 워크시트의 일부를 생략했다).

직종	프로세스 No.	단위 업무	고장유형 (FM)	1차 영향: FM이 업무에 미치는 영향	2차 영향: FM이 환자에게 미치는 초기 영향	3차 영향: FM이 환자에게 미치는 그 후의 영향
간호사	1-1	피하로의 누출이 없음을 확인함	피하로 누출되고 있는데, 누출되지 않는다고 관찰함 (오관찰)	항생제를 피하로 누출시킴	삽입부가 팽창됨	국소 염증을 초래함
간호사	1-2	점적이 낙하하는 속도를 조절함	점적의 낙하 속도를 예정보다 빨리 조절함(오조절)	빠른 속도로 항생제의 점적을 떨어트림	구역질을 호소함	골수 억제를 초래함
간호사	1-3	환자의 활력징후를 관찰함	환자의 활력징후를 관찰하지 않음 (미관찰)	이상한 점을 발견하는 것이 늦음	쇼크 상태에 이름	순환부전에 의한 후유증·사망
					영향 없음	영향 없음

실습문제 C-2

강압제를 주사기펌프로 주입하는 장면이다. 여기에서는 2차 영향까지로 한다. 부적절한 영향을 기재했을 경우 수정하라.

직종	프로세스 No.	단위 업무	고장유형(FM)	1차 영향: FM이 업무에 미치는 영향	2차 영향: FM이 환자에게 미치는 초기 영향
간호사	1-1	주사기펌프의 시작 스위치를 누름	주사기펌프의 시작 스위치를 누르지 않음(미압)	주사기펌프가 작동하지 않음	약제가 흐르지 않음
간호사	1-2	주사기펌프 작동 램프의 점등을 확인함	주사기펌프 작동 램프의 점등을 확인하지 않음(미확인)	강압제 투여가 시작되지 않음	혈압이 조절되지 않음
간호사	1-3	혈압의 변화 등 환자의 상태를 관찰함	혈압의 변화 등 환자의 상태를 관찰하지 않음(미관찰)	저혈압 쇼크를 초래함	여러 장기의 장애를 초래함

실습문제 C-3

호흡부전 상태의 환자에게 기관 내 삽관을 하는 장면이다. 영향을 기재하라.

직종	프로세스 No.	단위 업무	고장유형(FM)	1차 영향: FM이 업무에 미치는 영향	2차 영향: FM이 환자에게 미치는 초기 영향
의사	1-1	기관 내 튜브를 삽입함	기관 내 튜브를 삽입하지 않음(미삽입)		
			기관 내 튜브를 식도에 삽관함(오삽입)		
의사	1-2	커프에 주사기로 가압함	커프에 주사기로 가압하지 않음(미가압)		
의사	1-3	양쪽 폐의 환기를 청진함	양쪽 폐의 환기를 청진하지 않음(미청진)		
			한쪽 폐의 환기를 양쪽 폐의 환기라고 청진함(오청진)		

◥실습문제 C-4

수술도 종반에 이르러 수술 부위를 마무리하려는 단계다. 빈칸에 영향에 대해 쓰라.

직종	프로세스 No.	단위 업무	고장유형(FM)	1차 영향: FM이 업무에 미치는 영향	2차 영향: FM이 환자에게 미치는 초기 영향
집도의	1-1	복강 내를 세정함	복강 내를 세정하지 않음(미세정)	복강 내를 청결하게 유지하지 않음	
집도의	1-2	수술 부위에 사용 기자재의 잔여물이 없는지 확인함	수술 부위의 잔여물을 확인하지 않음(미확인)		
집도의	1-3	드레인을 유치함	드레인을 유치하지 않음(미유치)		
			드레인을 얇은 부위에 유치함(오유치)		

실습해설 C: FM의 영향에 대한 기재

◢ 실습해설 C-1

프로세스 1-1에서 항생제를 점적 후 "피하로 누출이 없음을 확인함"
이라는 것은 업무의 목적이고, 단위 업무는 "점적침을 삽입한 부분의
피부 상태를 관찰함"이다. FM은 "피하에 누출되고 있는데, 누출되지
않는다고 관찰함(오관찰)"이다. 1차 영향은 "항생제를 피하로 누출시킴"
이 아니라, "항생제가 피하로 누출된 것을 보지 못함"이다. 이쯤에서
누출되는 것을 발견하면 누출을 최소화할 수 있고, 2차 영향으로 인해
삽입부가 팽창하는 경우가 있더라도 가벼운 수준으로 그친다. 그러나
처음에는 팽창했어도 시간이 지나면서 최종적으로는 국소 염증을 초
래할 수도 있다(3차 영향).

프로세스 1-2의 "(항생제의) 점적 속도를 예정보다 빨리 조절함(오
조절)" 같은 경우 FM의 1차 영향은 "빠른 속도로 항생제 점적을 떨어
트림"이 된다. 속도가 빠른 경우에 "구역질을 호소"하는 것과 같은 2차
영향을 초래하는 경우가 있다. 그러나 그 후의 3차 영향은 없다고 생
각한다.

프로세스 1-3과 같이 "환자의 활력징후를 관찰하지 않음(미관찰)"
같은 경우 1차 영향은 "이상을 발견하는 것이 늦음"인데, 이는 적절하
다. 특이체질로 인해 "쇼크 상태에 이르는" 경우는 있지만, "관찰하지
않음(미관찰)"과는 관계가 없고, 2차 영향으로서도 적절하지 않다. 쇼
크 같은 부작용이 있은 경우에 "처치를 받는 것이 늦어짐" 같은 경우가
있을 수 있다. 그리고 처치가 늦어진 경우에 3차 영향으로서 "이상 상
태에서의 회복이 늦어짐"이 일어난다.

미관찰이라 해도 알레르기 등이 없으면 업무에 미치는 영향은 나오
지 않고, 환자에 대한 심각도 없다. 그 다음에도 마찬가지로, FM이 업
무와 환자에게 영향을 미치지 않는 경우도 있지만, FMEA에서는 나쁜

영향을 미치는 가능성에 대해 검토하기 때문에 영향을 미치지 않는 경우는 기재하지 않는다.

(수정 사례)

직종	프로세스 No.	단위 업무	고장유형(FM)	1차 영향: FM이 업무에 미치는 영향	2차 영향: FM이 환자에게 미치는 초기 영향	3차 영향: FM이 환자에게 미치는 그 후의 영향
간호사	1-1	점적침 삽입 부위의 피부 상태를 관찰함	피하로 누출되고 있는데, 누출되지 않는다고 관찰함(오관찰)	항생제가 피하로 누출되는 것을 보지 못함	삽입 부위가 팽창함	국소 염증을 초래함
간호사	1-2	점적이 낙하하는 속도를 조절함	섬석 속도를 예정보다 빨리 조절함(오조절)	항생제의 점적을 빠른 속도로 떨어트림	구역질을 호소함	별다른 일이 없음
간호사	1-3	환자의활력징후를 관찰함	환자의 활력징후를 관찰하지 않음(미관찰)	이상을 발견하는 것이 늦음	이상 상태에 대해 처치를 받는 것이 늦음	이상 상태에서의 회복이 늦어짐

◢ 실습해설 C-2

프로세스 1-1 "주사기펌프의 시작 스위치를 누르지 않음(미압)"이라는 FM에 의한 영향을 순서대로 생각해본다. "① 주사기펌프의 스위치를 누르지 않음 → ② 주사기펌프가 작동되지 않음 → ③ 강압제가 흐르지 않음 → ④ 혈압이 조절되지 않음"이 된다. 업무에 미치는 영향은 ② 또는 ③이며, "④ 혈압이 조절되지 않음"은 환자에 대한 영향이 된다.

프로세스 1-2 "주사기펌프 작동 램프의 점등을 확인하지 않음(미확인)"의 FM에서는, 1차 영향은 "강압제가 효력을 발휘하지 않음"이 아니라 "강압제 투여를 파악할 수 없음"이다. 강압제가 투여되었는지를 파악할 수 없지만, 프로세스 1-3에서 정기적인 혈압 체크는 이루어지기 때문에 강압제의 투여는 빠른 시기에 확인될 것이다. 따라서 '미확인'이라는 고장유형에 의해 "강압제를 투여하지 않은 것"을 잊는 경우는 있을 수 있지만, 장시간에 걸쳐 강압제가 투여되지 않는 것은 아니다. 환자에 대한 영향으로 강압제의 투여가 늦어지는 경우는 있을 수 있지만, 영향이 나타나지 않을 수도 있다. 그 점은 시설에 따라 다르다.

프로세스 1-3 "혈압의 변화 등 환자의 상태를 관찰하지 않음(미관찰)"의 FM에서는 1차 영향인 "저혈압 쇼크"는 일어나지 않는다. 관찰을 소홀히 함으로써 발생하는 것도 아니다. 관찰하는 행위의 의의는 혈압의 변동을 보는 것, 즉 약제에 대한 환자의 반응을 확인하여(업무의 목적), 강압제의 유입 속도를 조정하는 것에 있다. 미관찰의 FM에서는 "강압제에 대한 환자의 반응을 확인할 수 없음", "강압제를 적절하게 조정할 수 없음", 따라서 환자에 대한 영향으로는 "혈압이 조절되지 않음"이 된다.

(수정 사례)

직종	프로세스 No.	단위 업무	고장유형(FM)	1차 영향: FM이 업무에 미치는 영향	2차 영향: FM이 환자에게 미치는 초기 영향
간호사	1-1	주사기펌프의 시작 스위치를 누름	주사기펌프의 시작 스위치를 누르지 않음(미압)	강압제가 투여되지 않음	혈압이 조절되지 않음
간호사	1-2	주사기펌프 작동 램프의 점등을 확인함	주사기펌프 작동 램프의 점등을 확인하지 않음(미확인)	강압제 투여를 파악할 수 없음	혈압을 조절해주는 치료의 시작이 늦어짐
간호사	1-3	혈압의 변화 등 환자의 상태를 관찰함	혈압의 변화 등 환자의 상태를 관찰하지 않음(미관찰)	강압제를 적절하게 조정할 수 없음	혈압이 조절되지 않음

◢ **실습해설 C-3**

프로세스 1-1 "기관 내 튜브를 삽입하지 않음(미삽입)"에서는 인공호흡기와 접속되지 않았기 때문에 1차 영향으로서 "인공호흡이 시작되지 않음", 2차 영향으로서 "호흡부전이 개선되지 않음"이 된다. "기관 내 튜브를 식도에 삽관함(오삽관)"에서 기도에 튜브가 삽관되지 않으면 1차 영향으로 "환기가 이루어지지 않음", 2차 영향으로 "호흡부전이 개선되지 않음"이 된다.

프로세스 1-2에서는 기관 내 튜브를 삽입했다면 커프에 공기를 넣어 기관과 튜브를 접착한다. 커프에 공기를 넣지 않으면 튜브는 접착되지 않고, 또한 기관과 튜브 사이의 틈에서 공기가 누출되기 때문에 환기가 나빠진다(1차 영향). 그 영향으로 호흡부전이 개선되지 않는다(2차 영향).

프로세스 1-3에서는 기관 내 튜브를 삽입했다면 기관 내에 적절하게 유치되어 있는지, 한쪽 폐에 삽관되어 있지 않은지 확인하기 위해 우선 청진을 한다. 그리고 양쪽 폐를 청진하여 환기되고 있음을 확인한다. 그러나 때에 따라서 환기되지 않는데도 환기되는 것같이 청진으로 판단하는 경우도 있다. 그러한 경우 "한쪽 폐에 삽관한 것을 잊게 되고," 그 영향으로 "호흡부전이 개선되지 않게" 된다.

청진뿐만 아니라 흉곽의 움직임을 보고 호흡 상태도 봐서 안정되고 있는 것 같으면 렌트겐(X레이) 촬영을 하여 튜브의 위치가 적절한지 확인한다.

(기재 사례)

직종	프로세스 No.	단위 업무	고장유형(FM)	1차 영향: FM이 업무에 미치는 영향	2차 영향: FM이 환자에게 미치는 초기 영향
의사	1-1	기관 내 튜브를 삽입함	기관 내 튜브를 삽입하지 않음(미삽입)	인공호흡이 시작되지 않음	호흡부전이 개선되지 않음
			기관 내 튜브를 기도에 삽관함(오삽입)	환기가 이루어지지 않음	호흡부전이 개선되지 않음
의사	1-2	커프에 주사기로 가입함	커프에 주사기로 가입하지 않음(미가압)	적정하게 환기되지 않음	호흡부전이 개선되지 않음
의사	1-3	양쪽 폐의 환기를 청진함	양쪽 폐의 환기를 청진하지 않음(미청진)	한쪽 폐 삽관을 잊음	호흡부전이 개선되지 않음
			한쪽 폐의 환기를 양쪽 폐의 환기라고 청진함(오청진)	한쪽 폐 삽관을 잊음	호흡부전이 개선되지 않음

◢실습해설 C-4

프로세스 1-1에서 복강 내를 세정하지 않으면 청결하게 유지할 수 없고, 그 영향으로 수술 후 복막염을 초래할 가능성도 있다.

프로세스 1-2의 수술 부위에 사용 기자재의 잔여물이 없는 것을 확인할 때에는 "거즈 등이 남았는가?"를 확인한다. 잔여물을 남기면 환자에게는 복막염 등 2차 영향이 일어난다.

프로세스 1-3에서 드레인을 유치하지 않으면 1차 영향으로 삼출액 등의 배출이 충분히 이루어지지 않게 되고, 그 영향으로 "복수腹水가 차면서 복막염 등" 2차 영향이 발생한다.

(기재 사례)

직종	프로세스 No.	단위 업무	고장유형(FM)	1차 영향: FM이 업무에 미치는 영향	2차 영향: FM이 환자에게 미치는 초기 영향
집도의	1-1	복강 내를 세정함	복강 내를 세정하지 않음(미세정)	복강 내를 청결하게 유지하지 못함	수술 후 복막염을 초래함
집도의	1-2	수술 부위에 사용 기재의 잔여물이 없는지 확인함	수술 부위의 잔여물을 확인하지 않음(미확인)	거즈 등이 남음	수술 후 복막염을 초래함
집도의	1-3	드레인을 유치함	드레인을 유치하지 않음(미유치)	삼출액 등의 배출이 충분하지 않음	복수 축적·수술 후 복막염을 초래함
			드레인을 얇은 부위에 유치함(오유치)	삼출액 등의 배출이 충분하지 않음	복수 축적·수술 후 복막염을 초래함

실습문제 D: FM의 영향과 위험도 평가

실습문제에 들어가기 전에 각각의 FM을 평가한 뒤 요점을 기재한다. 평가 점수의 배점, 점수의 가중치에 관해서는 목적과 대상 업무에 따라 다르지만, 여기에서는 일례를 기재한다.

(1) FM의 발생도 평가 기준 사례

의료계에서 FM의 발생도에 관한 정확한 데이터는 없는 경우가 많다. 자기 시설에서 어느 정도의 빈도인지를 반정량적半定量的(상대적)으로 검토한다. 이 과정에서 'FM의 영향발생도'가 아니라 'FM의 발생도'인 것에 주의해야 한다.

5점	매우 높은 빈도로 발생함	(1회/주 정도)
4점	상당히 높은 빈도로 발생함	(1회/월 정도)
3점	가끔 발생함	(수회/년 정도)
2점	좀처럼 발생하지 않음	(1회/2~5년 정도)
1점	거의 발생하지 않음	(1회/5년 이상 정도)

(2) 심각도 평가 기준 사례

의료에서 가장 중요한 심각도는 환자에 대한 심각도와 중증도라고 생각해도 좋다. 표의 주注에 있는 기준에 따라 분류한다.

환자에게 영향이 미친 경우의 중증도				
매우 중대한 영향이 있음(주1)	상당히 중대한 영향이 있음(주2)	비교적 중대한 영향이 있음(주3)	비교적 중대하지 않은 영향이 있음(주4)	영향이 없음/거의 없음
16점	8점	4점	2점	1점

주1 사망에 이름/신체 기능을 영구적으로 손실함
주2 신체 기능의 영구적 장애가 생김/ 후유증이 남음/ 치료 계획에 대폭적인 지연이 생김(계획 외의 치료 등에 의해 월 단위로 늦어지는 등)
주3 후유증이 남지 않음/치료 계획이 경미하게 지연됨(계획 외의 치료 등에 의해 주 단위로 늦어짐)
주4 활력징후의 변화 등 가벼운 증상이 나타남/간단한 처치·치료를 요하지만, 치료 계획이 지연되지는 않음

(3) 검출도 평가 기준 사례

"FM이 일어났음을 업무의 어느 단계에서 감지할 수 있는가?"라는 난이도다. 즉, 실패해도 미리 감지할 수 있으면 영향이 나타나기 전에 대처할 수 있고, 또는 영향이 나타나도 줄일 수 있다.

5점	난이도가 매우 높음	(발견 불가능)
4점	난이도가 상당히 높음	(좀처럼 발견할 수 없음)
3점	난이도가 비교적 '높음'	(가끔 발견할 수 있음/가끔 발견할 수 없음)
2점	난이도가 비교적 '낮음'	(상당히 높은 확률로 발견할 수 있음)
1점	난이도가 상당히 낮음	(매우 높은 확률로 발견할 수 있음)

실습할 때에는 시설에 따라 상황이 다르다. 그렇기 때문에 같은 문제라도 이 책의 해설과 해답의 예와는 다르게 평가될 수 있다. 하지만 그것은 전혀 문제시할 것이 아니며, 사고방식의 이해가 더 중요하다.

(4) 위험도(RPN, Risk Priority Number)

FM을 불러일으킨 경우 환자에게도 어떤 영향이 나타난다. 그 위험도(RPN)를 FM의 발생도, 심각도, 검출도 등 3개 지수의 곱의 합으로 나타낸다. "어느 FM을 검토하여 대책을 세우는가?" 위험도가 큰 순으로 우선순위를 정한다.

⌐실습문제 D-1

항생제의 점적을 시작한 후의 업무 프로세스다. 각각에 기재되어 있는 평가점이 타당한가를 검토하라. 프로세스 1-1과 프로세스 1-3에서는 3차 영향, 프로세스 1-2에서는 2차 영향을 평가한다.

프로세스 No.	단위 업무	고장유형(FM)	발생도 A	2차 영향: FM이 환자에게 미치는 초기 영향	3차 영향: FM이 환자에게 미치는 그 후의 영향	심각도 B	검출도 C	위험도 A×B×C
1-1	점적을 삽입한 부위의 피부 상태를 관찰함	피부의 상태를 관찰하지 않음(미관찰)		삽입부가 팽창함	국소 염증을 초래함			
1-2	점적의 낙하 속도를 확인함	점적 속도를 예정보다 빠르게 조절함(오조절)		구역질을 호소함	특별한 점이 없음			
1-3	환자의 활력징후를 관찰함	환자의 활력징후를 관찰하지 않음(미관찰)		이상 상태에 대한 처치가 늦어짐	이상 상태에서 회복이 늦어짐			

◤실습문제 D-2

강압제를 주사기펌프에 주입하는 장면이다. 영향을 평가하라.

직종	프로세스 No.	단위 업무	고장유형(FM)	발생도 A	2차 영향: FM이 환자에게 미치는 초기 영향	심각도 B	검출도 C	위험도 A×B×C
간호사	1-1	주사기펌프의 시작 스위치를 누름	주사기펌프의 시작 스위치를 누르지 않음(미압)		혈압이 조절되지 않음			
간호사	1-2	주사기펌프 작동 램프가 점등되어 있는가를 확인함	주사기펌프의 작동 램프의 점등을 확인하지 않음(미확인)		시작 했을 때 처음 혈압이 조절되지 않음			
간호사	1-3	혈압의 변화 등 환자의 상태를 관찰함	혈압의 변화 등 환자의 상태를 관찰하지 않음(미관찰)		혈압이 조절되지 않음			

실습문제 D-3

기관 내에 삽관하는 장면이다. 영향을 평가하라.

직종	프로세스 No.	단위 업무	고장유형(FM)	발생도 A	2차 영향: FM이 환자에게 미치는 초기 영향	심각도 B	검출도 C	위험도 A×B×C
의사	1-1	기관 내에 튜브를 삽입함	기관 내 튜브를 삽입하지 않음(미삽입)		호흡부전이 개선되지 않음			
			기관 내 튜브를 식도에 삽관함(오삽입)		호흡부전이 개선되지 않음			
의사	1-2	커프에 주사기로 가압함	커프에 주사기로 가압하지 않음(미가압)		호흡부전이 개선되지 않음			
의사	1-3	양쪽 폐의 환기를 청진함	한쪽 폐의 환기를 양쪽 폐의 환기라고 청진함(오청진)		호흡부전이 개선되지 않음			

실습문제 D-4

수술도 종반에 접어들어서 배를 덮으려는 단계다. 영향을 평가하라.

직종	프로세스 No.	단위 업무	고장유형(FM)	발생도 A	2차 영향: FM이 환자에게 미치는 초기 영향	심각도 B	검출도 C	위험도 A×B×C
집도의	1-1	복강의 안쪽을 세정함	복강의 안쪽을 세정하지 않음(미세정)		수술 후 복막염을 일으킴			
집도의	1-2	수술 부위에 사용 기자재의 잔여물이 없는가를 확인함	수술 부위의 잔여물을 확인하지 않음(미확인)		수술 후 복막염을 일으킴			
집도의	1-3	드레인을 유치함	드레인을 유치하지 않음(미유치)		복수 축적, 수술 후 복막염을 일으킴			
			드레인을 얕은 부위에 유치함(오유치)		복수 축적, 수술 후 복막염을 일으킴			

실습해설 D: FM의 영향과 위험도 평가

◢실습해설 D-1

프로세스 1-1의 FM: 피부의 상태를 관찰하지 않음(미관찰)

발생도: 대부분의 경우 피부의 상태를 관찰한다고 생각하지만, 1년에 수회는 관찰하지 않는 경우도 있을 수 있기 때문에 3점이다. 그리고 5년 이상에 1회 발생하는 시설에 상황에서는 1점이라 하는 곳도 있을 것이다.

심각도: 항생제기 피하에 누출되었는데도 이를 관찰하지 않아서 처치가 늦어짐으로써 국소 염증이 되는 경우도 있을 수 있다. 국소 염증에서는 치료 계획이 약간 지연될 가능성이 높다. 비교적 "중대한 영향이 나타나는" 것이라면 4점, "상당히 중대한 영향이 나타나" 월 단위로 치료가 늦어지고 영구적 기능 장애와 후유증이 남는 경우도 있다고 생각되면 8점이다. 하지만 8점까지 나올 영향은 없을 것이다.

검출도: 피부의 상태를 관찰하고, 항생제가 피하에 누출되는 것을 최소화하면 국소 염증도 최소한으로 억제할 수 있다. 그러나 피부의 상태를 관찰하는 것을 소홀히 하여 항생제의 점적이 많이 들어가면, 국소의 팽창으로 인한 국소 염증이라는 영향을 피할 수 없다. 영향이 나타나야 고장유형을 알 수 있기 때문에 감지하기는 쉽지 않아 "가끔 발견할 수" 있기에 3점이다.

"국소가 팽창되고, 그 후 염증을 일으키면 관찰을 소홀히 했음을 쉽게 알 수 있기 때문에 감지하기는 용이해서 1점"으로 하는 경향이 있다. 그러나 업무의 구조 가운데 "고장에 의한 영향이 나타나기 전에 감지할 수 있는가?"도 생각해야 한다.

프로세스 1-2의 FM: 점적 속도를 예정보다 빨리 조절함(오조절)

발생도: 대부분의 경우 점적 속도를 극단적으로 잘못 조절하는 경우는 적지만, 1년에 수회는 있을 수 있기 때문에 3점이다.

심각도: 구역질이 나타나면 치료가 필요하지만, 치료 계획에 변경을 초래할 정도는 아니다. 비교적 중대하지 않은 영향이기에 2점이다.

검출도: 점적 속도를 처음 단계에서 확인하지 못했어도, 일반적으로는 환자의 상태와 점적 속도를 확인하기 위해 정기적으로 관찰하기 때문에 영향이 나타나기 전에 점적 속도를 수정한다. 상당히 높은 확률로 발견할 수 있다고 생각되기에 2점이다.

프로세스 1-3의 FM: 환자의 활력징후를 관찰하지 않음(미관찰)

발생도: 대부분의 경우 관찰을 하지만, 1년에 수회는 관찰하지 않는 경우도 있을 수 있기 때문에 3점이다.

심각도: 부작용이 나타났을 시, 치료의 시작이 지연되면 병태가 심각해지기 때문에 치료 기간이 길어지는 경우도 드물게 있다. 주 단위로의 치료 지연을 초래하는 경우가 드물어, 비교적 중대하지 않은 영향으로 봐서 2점이다.

검출도: 환자의 상태 변화가 일어나기 시작한 뒤에 관찰하지 않은 것을 알게 되기 때문에 감지하기 쉽다고 할 수 없다. 하지만 가끔은 발견할 수 있다고 생각하기 때문에 3점이다.

(평가 사례)

프로세스 No.	단위 업무	고장유형(FM)	발생도 A	2차 영향: FM이 환자에게 미치는 초기 영향	3차 영향: FM이 환자에게 미치는 그 후의 영향	심각도 B	검출도 C	위험도 A×B×C
1-1	점적을 삽입한 부위의 피부 상태를 관찰함	피부의 상태를 관찰하지 않음(미관찰)	3	삽입부가 팽창됨	국소 염증을 초래함	4	3	36
1-2	점적의 낙하 속도를 조절함	점적의 낙하 속도를 예정보다 빠르게 조절함 (오조절)	3	구역질을 호소함	특별한 이상이 없음	2	2	12
1-3	환자의 활력징후를 관찰함	환자의 활력징후를 관찰하지 않음(미관찰)	3	이상 상태에 대한 처치가 늦어짐	이상 상태에서의 회복이 늦어짐	2	3	18

◢**실습해설 D-2**

프로세스 1-1의 FM: 주사기펌프의 시작 스위치를 누르지 않음(미압)

발생도: 주사기펌프의 스위치를 누르지 않는 일은 좀처럼 발생하지 않기 때문에 2점이다.

심각도: 혈압이 조절되지 않기 때문에 활력징후가 변화되지만 치료 계획에 변경이 없다. 즉, 비교적 중대하지 않은 영향이 되기 때문에 2점이다.

검출도: 스위치를 누르지 않아도 정시에 순회할 때 상당히 높은 확률로 발견할 수 있기 때문에 2점이다.

프로세스 1-2의 FM:
주사기펌프 작동 램프의 점등을 확인하지 않음(미확인)

발생도: "주사기펌프의 작동 램프가 점등되어 있는가?"는 우선 확인하는 사항이라 좀처럼 발생하지 않는 경우이므로 2점이다.

심각도: 작동 램프의 점등을 확인하지 않았는데, 작동하고 있지 않았을 경우에는 활력징후에 변화가 오더라도 치료 계획에 변경이 없다. 즉, 비교적 중대하지 않은 영향이라 2점이다.

검출도: 혈압 및 주사기펌프 작동 램프가 점등했는지는 정시에 순회할 때 보기 때문에 쉽게 발견할 수 있어서 "상당히 높은 확률로 발견할 수 있기 때문에" 2점이다.

프로세스의 1-3의 FM:

혈압의 변화 등 환자의 상태를 관찰하지 않음(미관찰)

발생도: 대부분의 경우 환자의 상태를 관찰한다고 생각하지만, 가끔은 관찰을 소홀히 할 수도 있기 때문에 2점이다.

심각도: "환자의 상태를 관찰하지 않음(미관찰)"의 경우 활력징후가 변화되지만, 치료 계획에 변경이 없다. 즉, 비교적 중대하지 않은 영향이기에 2점이다.

검출도: 혈압은 정시에 순회하면서 본다. 그러나 그것을 담당 간호사가 보지 않는다면 발견되지 않는 경우도 있을 수 있으므로 3점이다.

(평가 사례)

직종	프로세스 No.	단위 업무	고장유형(FM)	발생도 A	2차 영향: FM이 환자에게 미치는 초기 영향	심각도 B	검출도 C	위험도 A×B×C
간호사	1-1	주사기펌프의 시작 스위치를 누름	주사기펌프의 시작 스위치를 누르지 않음(미압)	2	혈압이 조절되지 않음	2	2	8
간호사	1-2	주사기펌프 작동 램프가 점등되어 있는가를 확인함	주사기펌프 작동 램프의 점등을 확인하지 않음(미확인)	2	시작했을 때 처음 혈압이 조절되지 않음	2	2	8
간호사	1-3	혈압의 변화 등 환자의 상태를 관찰함	혈압의 변화 등 환자의 상태를 관찰하지 않음(미관찰)	2	혈압이 조절되지 않음	2	3	12

◢실습해설 D-3

프로세스 1-1의 FM: 기관 내 튜브를 삽입하지 않음(미삽입)

이 FM에서는 그 2차 영향으로서 "호흡부전이 개선되지 않음"이 일어난다.

발생도: 기관 내 튜브의 미삽입은 "거의 발생하지 않기 때문에" 1점이다.

심각도: 호흡부전이 개선되지 않기 때문에 "상당히 중대한 영향이 나타날" 우려가 있어서 8점이다.

검출도: 미삽입은 일목요연하여 감지하기 쉽기 때문에 1점이다.

프로세스 1-1의 FM: 기관 내 튜브를 식도에 삽관함(오삽입)

이 FM에 의해 기관 내 튜브가 삽입되지 않으면 "환기를 할 수 없고", 2차 영향에서는 호흡부전이 개선되지 않는다.

발생도: 기관 내 튜브를 식도에 삽관하는 것과 같은 잘못된 삽입은 가끔 발생하기 때문에 3점이다.

심각도: 경우에 따라서는 "상당히 중대한 영향을 초래하는" 사고가 될 수 있기 때문에 8점이다.

검출도: 청진을 하거나 흉곽의 움직임을 보고 기도에 넣었는가를 판단함으로써 상당히 높은 확률로 잘못 삽관한 것을 발견할 수 있기 때문에 2점이다. 바르게 삽입되지 않았으면 다시 한다. 그러나 그런 것을 판단하기가 어려운 경우도 있다.

프로세스 1-2의 FM: 커프에 주사기로 가압하지 않음(미가압)

발생도: "좀처럼 발생하지 않기" 때문에 2점이다.

심각도: 기관 내 튜브의 커프에 공기가 들어 있지 않으면 기관과 튜브의 틈에서 환기된 공기가 누출되기 때문에 충분한 환기를 할 수 없어 호흡부전은 개선되지 않는다. "상당히 중대한 영향이 나타날" 우려가 있어서 8점이다.

검출도: 인공 환기로 공기가 누출되어 "상당히 높은 확률로 발견할 수" 있으므로 2점이다.

프로세스 1-3의 FM:

한쪽 폐의 환기를 양쪽 폐의 환기라고 청진함(오청진)

기관 내 튜브를 삽입했다면 기관 내에 적절하게 들어갔는지, 한쪽 삽관이 되어 있지 않은지, 일단 청진하여 환기가 되고 있는지 판단한다. 한쪽 폐밖에 환기되고 있지 않은데 양쪽 폐가 환기되고 있다고 판단하는 것이 FM이다.

발생도: 오청진이 "가끔 발생하기" 때문에 3점이다.

심각도: 호흡부전은 개선되지 않지만, "상당히 중대한 영향이 나타날" 우려가 있어서 8점이다.

검출도: 흉곽의 움직임이나 다시 청진함으로써 "상당히 높은 확률로 발견할" 수 있으므로 2점이다.

(평가 사례)

직종	프로세스 No.	단위 업무	고장유형(FM)	발생도 A	2차 영향: FM이 환자에게 미치는 초기 영향	심각도 B	검출도 C	위험도 A×B×C
의사	1-1	기관 내 튜브를 삽입함	기관 내 튜브를 삽입하지 않음(미삽입)	1	호흡부전이 개선되지 않음	8	1	8
			기관 내 튜브를 식도에 삽관함(오삽입)	3	호흡부전이 개선되지 않음	8	2	48
의사	1-2	커프에 주사기로 가압함	커프에 주사기로 가압하지 않음(미가압)	2	호흡부전이 개선되지 않음	8	2	32
의사	1-3	양쪽 폐의 환기를 청진함	한쪽 폐의 환기를 양쪽 폐의 환기로 청진함(오청진)	3	호흡부전이 개선되지 않음	8	2	48

◢실습해설 D-4

프로세스 1-1의 FM: 복강 내를 세정하지 않음(미세정)

발생도: 복강 내를 세정하지 않는 경우는 "좀처럼 발생하지 않기" 때문
에 2점이다.

심각도; 수술 후 복막염이 일어나면 치료 기간이 주 단위로 연장될 가
능성이 있다. 즉, 비교적 "중대한 영향이 나올" 우려가 있어 4점이다.

검출도: 세정하지 않고 수술을 끝냈을 경우, 복막염이 나타날 때까지
세정하지 않은 것을 깨닫지 못하는 경우가 많다고 생각된다. 가끔
발견할 수 있을 정도라고 생각되기 때문에 3점이다.

프로세스 1-2의 FM: 수술 부위의 잔여물을 확인하지 않음(미확인)

발생도: 수술 부위의 잔여물을 확인하지 않는 경우는 "가끔 발생할 수
있기" 때문에 3점이다.

심각도: 오염된 거즈 같은 잔여물에 의한 복막염이 일어나면 치료 계
획을 대폭 변경, 즉 어쩔 수 없이 재수술을 하게 되므로 8점이다.

검출도: 거즈를 잔여물로 남기면 복부 렌트겐(X레이) 촬영을 하든가 복
막염 같은 증상이 나타나지 않는 한 발견이 어렵기 때문에 4점이다.

프로세스 1-3의 FM: 드레인을 유치하지 않음(미유치)

발생도: 드레인 유치가 필요한 경우에 유치하지 않는 경우는 거의 없다
고 생각하기에 "거의 발생하지 않는다"로 하여 1점이다.

심각도: 수술 후 복막염이 일어나면 치료 기간이 주 단위로 연장될 가
능성이 있다. 즉, 비교적 "중대한 영향이 나올" 우려가 있어 4점이다.

검출도: 매우 높은 확률로 발견할 수 있기 때문에 1점이다.

프로세스 1-3의 FM: 드레인을 얇은 부위에 유치함(오유치誤留置)

발생도: 드레인을 적절하게 유치하지 않는 경우는 "가끔 발생할 수 있

기” 때문에 3점이다.

심각도: 수술 후 복막염이 일어나면 치료 기간이 주 단위로 연장될 가능성이 있다. 즉, 비교적 “중대한 영향이 나올 우려가 있어” 4점이다.

검출도: 상당히 높은 확률로 발견될 수 있기 때문에 2점이다.

(평가 사례)

직종	프로세스 No.	단위 업무	고장유형(FM)	발생도 A	2차 영향: FM이 환자에게 미치는 초기 영향	심각도 B	검출도 C	위험도 A×B×C
집도의	1-1	복강 내를 세정함	복강 내를 세정하지 않음(미세정)	2	수술 후 복막염을 초래함	4	3	24
집도의	1-2	수술 부위에 사용 기재의 잔여물이 없는지 확인함	수술 부위의 잔여물을 확인하지 않음(미확인)	3	수술 후 복막염을 초래함	8	4	96
집도의	1-3	드레인을 유치함	드레인을 유치하지 않음(미유치)	1	복수가 고임, 수술 후 복막염을 초래함	4	1	4
			드레인을 얇은 부위에 유치함(오유치)	3	복수가 고임, 수술 후 복막염을 초래함	4	2	24

실습문제 E와 해설: FMEA(전반) (1)

실습 A~D를 했다면, 일련의 업무를 통한 실습을 하기 바란다. 선정된 업무는 수혈이다. 수혈 업무를 선정한 이유는 사고의 빈도는 높지 않지만, 일단 발생하면 환자에게 미치는 영향이 매우 크고, 결과적으로 병원에 막대한 나쁜 영향을 미치기 때문이다. 또한 실제로 실습하는 경우 긴장감을 가지고 자신이 맡을 수 있는 주제이기 때문이다.

A~D까지 실습 경험을 하고, 그 단계들을 따라서 실습해보자. 또한 실전을 의식하여 대책으로 발전시키고, RCA 방법도 활용하는 깃까지로 실습 범위를 정하고 있다.

다음 프로세스는 의사가 수혈을 지시하여 검사실 기사가 교차시험을 끝내고, 혈액제제를 준비한 후의 프로세스다. 전제 조건으로서 수혈 전표에 환자 이름, 혈액제제의 제조 번호, 혈액형이 기재되어 있다. 혈액제제에는 제조 번호와 혈액형은 기재되어 있지만, 환자 이름이 적힌 라벨은 붙어 있지 않다.

간호사가 혈액은행에 가서 검사실 기사와 함께 혈액제제와 수혈 전표를 대조하면서 시작한다.

또한 현재는 QR 코드에 의한 대조 시스템이 도입되어 있다.

**실습문제 E-1

① 다음 프로세스의 단위 업무 기재 방법, 전체 업무 내용 관찰에서 문제점을 지적하고, ② FM을 말하라.

직종	프로세스 No.	단위 업무
간호사·검사실 기사	1	(혈액은행에서) 혈액제제의 제조 번호, 혈액형과 수혈 전표의 제조 번호, 혈액형을 대조함
간호사	2	혈액제제와 수혈 전표를 간호사실에 가져감
간호사·의사	3	혈액제제의 제조 번호, 혈액형과 수혈 전표의 제조 번호, 혈액형을 대조함
간호사	4	혈액제제를 환자의 병상 옆에 가져감
간호사	5	환자의 이름을 불러 그 환자가 대답하게 함으로써 이름을 대조함

**실습해설 E-1

① 혈액제제에 환자의 이름 등이 부착되어 있지 않기 때문에 혈액제제만으로는 누구의 것인지 확인할 수 없어 문제가 발생하고 있다. 환자를 확인하면서 운반 업무를 할 필요가 있다.

'프로세스 3'에서 간호사는 수혈하는 환자의 이름을 기억하고, '프로세스 4'에서 환자의 이름 등이 부착되어 있지 않은 혈액제제만 가지고 환자의 병상 옆으로 향한다. 병상 옆에서 가져간 혈액제제가 해당 환자의 것임을 확인할 방법이 없기 때문에 작업 중단 등으로 인하여 기억이 애매해지면 환자를 오인할 가능성이 높아진다.

'프로세스 1'과 '프로세스 3'에서는 간호사와 검사실 기사의 업무, 그리고 간호사와 의사의 업무를 나누어야 한다. 단위 업무에 주어가 2개 있으면 안 된다.

'프로세스 5'에는 '환자의 이름을 불러 그 환자가 대답하게 함으로써 이름을 대조함'이라고 되어 있다. 이 대조는 3개의 단위 업무를 포함하고 있다. 즉,

– 환자가 자기 이름을 말하도록 지시함

－ 환자가 대답한 이름을 들음

－ 환자가 대답해서 들은 이름과 수혈 전표의 이름을 대조함

가 된다. 환자가 이름을 바르게 대답하더라도 혈액제제에 환자 이름이 기재(부착)되어 있지 않기 때문에 대답한 환자의 것임을 병상 옆에서 확인할 수 없다.

② FM에 관한 예를 들면 다음과 같이 된다. 이외에도 다양한 FM이 있다.

직종	프로세스 No.	단위 업무	고장유형(FM)
검사실 기사	1a	(혈액은행에서) 혈액제제의 제조 번호, 혈액형을 소리 내어 읽음	혈액제제의 제조 번호, 혈액형을 소리 내어 읽지 않음(미독)
간호사	1b	(혈액은행에서) 읽은 혈액제제의 제조 번호, 혈액형과 수혈 전표의 제조 번호, 혈액형을 대조함	읽은 혈액제제의 제조 번호와 수혈 전표의 제조 번호가 다른데도 대조 결과가 "동일하다"고 판단함(오대조)
간호사	2	혈액제제와 수혈 전표를 간호사실로 가져감	수혈 전표를 간호사실에 가져가지 않음(미지참)
간호사	3a	(병동에서) 소리 내어 읽은 혈액제제의 제조 번호, 혈액형과 수혈 전표의 제조 번호, 혈액형을 대조함	(병동에서) 혈액제제의 혈액형을 잘못 읽음(오독)
의사	3b	(병동에서) 소리 내어 읽은 혈액제제의 제조 번호, 혈액형과 수혈 전표의 제조 번호, 혈액형을 대조함	(병동에서) 읽은 혈액형과 수혈 전표의 혈액형이 다른데도 대조 결과가 "동일하다"고 판단함(오대조)
간호사	4	혈액제제를 환자의 병상 옆에 지참함	혈액제제를 다른 환자의 병상 옆에 가져감(오지참)
간호사	5a	환자가 자기 이름을 말하도록 지시함	환자가 자기 이름을 말하도록 지시하지 않음(미지시)
간호사	5b	환자가 대답한 이름을 들음	환자가 대답한 이름을 듣지 않음(미문 未聞)
간호사	5c	환자가 대답하여 들은 이름과 수혈 전표의 이름을 대조함	환자가 대답하여 들은 이름과 수혈 전표의 이름이 다른데도 대조 결과가 "동일하다"고 판단함(오대조)

◤실습문제 E-2

E-1의 각각의 FM 업무에 미치는 영향 및 환자에 대한 영향을 기재하라.

　　교차시험이 이루어지지 않은 혈액의 수혈은, 같은 혈액형 수혈과 다른 혈액형 수혈 모두 있을 수 있다. 교차시험이 이루어지지 않은 같은 혈액형 수혈은 문제가 없는 경우가 많을지도 모르지만, 그것은 운이 좋았던 경우일 뿐이다. 오히려 다른 혈액형 수혈의 가능성도 있기 때문에 그 둘의 영향이 동등하다고 생각한다.

　　'프로세스 5a'에서는 환자가 자기 이름을 말하도록 하여 확인하는 프로세스로 이루어져 있다. 이름을 대답하지 않는 경우 수혈 대상 환자가 아닌 환자에게 수혈할 수도 있다. 5b에서 환자가 대답한 이름을 들을 수 없었는데도 확인하지 않고 다음 프로세스를 진행하든가, 규칙에는 없는데도 담당자의 재량에 따라 환자 확인 작업을 하는 상황이 벌어질 수 있다.

직종	프로세스 No.	단위 업무	고장유형(FM)	1차 영향(업무)	2차 영향(환자)
검사실 기사	1a	(혈액은행에서) 혈액제제의 제조 번호, 혈액형을 소리 내어 읽음	혈액제제의 제조 번호, 혈액형을 소리 내어 읽지 않음(미독)	영향 없음(간호사가 다시 물음)	없음
간호사	1b	(혈액은행에서) 소리 내어 읽은 혈액제제의 제조 번호, 혈액형과 수혈 전표의 제조 번호, 혈액형을 대조함	읽은 혈액제제의 제조 번호와 수혈 전표의 제조 번호가 다른데도 대조 결과가 "동일하다"고 판단함(오대조)	교차시험이 이루어지지 않은 혈액제제를 수혈 준비함	교차시험이 이루어지지 않은 혈액제제를 수혈 받음
간호사	2	혈액제제와 수혈 전표를 간호사실로 가져감	수혈 전표를 간호사실에 가져가지 않음(미지참)	수혈이 시작되지 않음(다음 내용을 읽으면서 대조하여 수혈 전표를 사용하기 때문임)	수혈 시작이 늦어짐
간호사	3a	(병동에서) 소리 내어 읽은 혈액제제의 제조 번호, 혈액형을 대조함	(병동에서) 혈액제제의 혈액형을 잘못 읽음(오독)	없음(의사에게 다시 묻기 때문에 수정됨)	없음
의사	3b	(병동에서) 소리 내어 읽은 혈액제제의 제조 번호, 혈액형과 수혈 전표의 제조 번호, 혈액형을 대조함	(병동에서) 읽은 혈액형과 수혈 전표의 혈액형이 다른데도 대조 결과가 "동일하다"고 판단함(오대조)	교차시험이 이루어지지 않은 혈액제제를 수혈 준비함	교차시험이 이루어지지 않은 혈액제제를 수혈 받음
간호사	4	혈액제제를 환자의 병상 옆에 지참함	혈액제제를 다른 환자의 병상 옆에 지참함(오지참)	수혈 예정이 없는 환자에게 혈액제제를 수혈할 준비함	수혈 예정이 없는 환자가 혈액제제를 수혈 받음

간호사	5a	환자가 자기 이름을 말하도록 지시함	환자가 자기 이름을 말하도록 지시하지 않음(미지시)	환자 확인 프로세스를 생략함	수혈 예정이 없는 환자가 혈액제제를 수혈 받음
간호사	5b	환자가 대답한 이름을 들음	환자가 대답한 이름을 듣지 않음(미문)	다른 방법으로 환자를 확인함	없음
간호사	5c	환자가 대답하여 들은 이름과 수혈 전표의 이름을 대조함	환자가 대답하여 들은 이름과 수혈 전표의 이름이 다른데도 대조 결과가 "동일하다"고 판단함(오대조)	교차시험이 이루어지지 않은 혈액제제를 수혈 준비함	교차시험이 이루어지지 않은 혈액제제를 수혈 받음

◥실습문제 E-3

FM의 발생도, 심각도 및 검출도를 검토하여 위험도를 평가하라.

◢실습해설 E-3

발생도: 혈액제제와 서류를 대조하는 것은 대부분 문제없이 실시되고 있다고 생각하여 2점, '프로세스 4'에서는 혈액제제가 누구의 것인가를 바로 확인할 수 없어서 다른 환자에게 가져갈 가능성이 높아 3점, '프로세스 5b'에서는 환자가 대답한 이름을 듣지 않는 경우를 생각하여 3점이다.

심각도: 부작용이 나타날 여러 가지 가능성을 생각할 수 있지만 '프로세스 1b', '프로세스 3b', '프로세스 5c'의 "교차시험이 이루어지지 않은 혈액제제를 수혈 받음"은 우연히 문제가 없을 경우도 있지만, 다른 혈액형 수혈이 이루어지는 경우도 생각해야 한다. 다른 혈액형 수혈이라면 중대한 거부 반응이 일어나 사망할 가능성이 있기 때문에 8점 또는 16점이다.

검출도: '프로세스 1a', '프로세스 1b', '프로세스 2', '프로세스 3b', '프로세스 5a'에 FM이 있고, 그 시점에서는 감지할 수 없어도 이후 프로세스에서 잘못을 발견하여 잘못된 수혈을 하기 전에 수정할 가능

성이 있어서 발견하기가 비교적 용이하기에 1점 및 2점이다. 그러나 '프로세스 3a', '프로세스 4', '프로세스 5b', '프로세스 5c'에서는 이후 프로세스에서 수정하기 어려워 감지가 용이하지 않기 때문에 3점 및 4점이다.

직종	프로세스 No.	단위 업무	고장유형(FM)	발생도	2차 영향 (환자)	심각도	검출도	위험도
검사실 기사	1a	(혈액은행에서) 혈액제제의 제조 번호, 혈액형을 소리 내어 읽음	혈액제제의 제조 번호, 혈액형을 소리 내어 읽지 않음(미독)	2	없음	1	1	2
간호사	1b	(혈액은행에서) 소리 내어 읽은 혈액제제의 제조 번호, 혈액형과 수혈 전표의 제조 번호, 혈액형을 대조함	읽은 혈액제제의 제조 번호와 수혈 전표의 제조 번호가 다른데도 대조 결과가 "동일하다"고 판단함(오대조)	2	교차시험이 이루어지지 않은 혈액제제를 수혈 받음	8	2	32
간호사	2	혈액제제와 수혈 전표를 간호사실로 지참함	수혈 전표를 간호사실에 가져가지 않음(미지참)	2	수혈 시작이 늦어짐	1	1	2
간호사	3a	(병동에서) 소리 내어 읽은 혈액제제의 제조 번호, 혈액형을 대조함	(병동에서) 혈액제제의 혈액형을 잘못 읽음(오독)	2	없음	1	3	6
의사	3b	(병동에서) 소리 내어 읽은 혈액제제의 제조 번호, 혈액형과 수혈 전표의 제조 번호, 혈액형을 대조함	(병동에서) 읽은 혈액형과 수혈 전표의 혈액형이 다른데도 대조 결과가 "동일하다"고 판단함(오대조)	2	교차시험이 이루어지지 않은 혈액제제를 수혈 받음	16	2	64
간호사	4	혈액제제를 환자의 병상 옆에 가져감	혈액제제를 다른 환자의 병상 옆에 가져감(오지참)	3	수혈 예정이 없는 환자가 혈액제제를 수혈 받음	16	3	144
간호사	5a	환자가 자기 이름을 말하도록 지시함	환자가 자기 이름을 말하도록 지시하지 않음(미지시)	2	수혈 예정이 없는 환자가 혈액제제를 수혈 받음	1	1	2
간호사	5b	환자가 대답한 이름을 들음	환자가 대답한 이름을 듣지 않음(미문)	3	없음	1	3	9
간호사	5c	환자가 대답하여 들은 이름과 수혈 전표의 이름을 대조함	환자가 대답하여 들은 이름과 수혈 전표의 이름이 다른데도 대조 결과가 "동일하다"고 판단함(오대조)	2	교차시험이 이루어지지 않은 혈액제제를 수혈 받음	16	4	128

실습문제 E-4

위험도(RPN)가 높은 프로세스에서 FM이 일어나기 쉬운 원인이 무엇인가? RCA 방법 등을 이용하여 원인을 파악하라. 또한 '원인과 결과'

(인과)를 요약하고 가장 적절한 대책을 검토하라.

▲실습해설 E-4

위험성이 높은 FM에서 우선적으로 원인을 파악한다. 여기에서는 위험도(RPN) 144점인 '프로세스 4'와 128점인 '프로세스 5c'를 예로 든다.

직종	프로세스 No.	단위 업무	고장유형(FM)
간호사	4	혈액제제를 환자의 병상 옆에 지참함	혈액제제를 다른 환자의 병상 옆에 가져감(오지참)
간호사	5c	환자가 대답하여 들은 이름과 수혈 전표의 이름을 대조함	환자가 대답하여 들은 이름과 수혈 전표의 이름이 다른데도 대조 결과가 "동일하다"고 판단함(오대조)

(1) 프로세스 4: 혈액제제를 환자의 병상 옆에 지참함

간호사실에서 대조한 혈액제제를 누구에게 투여해야 할 것인가를 기억하고, 그 환자의 병상 옆에 가져가는 업무이다. 혈액제제만 병상 옆에 지참하기 때문에 환자 정보를 기재되지 않은 혈액제제는 누구의 것인지 파악할 수 없고, 작업이 중단되는 것과 같은 경우에는 잘못을 저지를 가능성도 높아진다.

① 원인

RCA에서 원인을 파악하면 다음과 같다.

혈액제제를 다른 환자의 병상 옆에 가져함

↓

왜 혈액제제를 다른 환자의 병상 옆에 가져갔는가?

↓

혈액제제가 어느 환자의 것인지를 혈액제제만으로는 파악할 수 없다.

---

② 인과관계를 요약

혈액제제에 환자의 정보를 특별히 기록해둘 방법이 없으면 혈액제제를 다른 환자에게 가져갈 가능성이 있다.

③ 대책

다음의 1과 2 중, 또는 둘 다 취하는 것이 대책이다.

1. 혈액제제에 환자 이름이 적힌 라벨을 붙여둔다. 이러한 경우에는 '프로세스 1' 이전 단계에서 환자 이름이 적힌 라벨을 혈액제제에 붙이는 업무를 넣는다.
2. 병상 옆에서 (환자 이름이 기재된) 혈액 전표와 혈액제제를 대조하는 업무를 넣는다.

(2) 프로세스 5c: 환자가 대답함으로써 들은 그 환자의 이름과 수혈 전표의 이름을 잘못 대조함

프로세스 5c는 "환자가 대답함으로써 들은 그 환자의 이름"과 "간호사가 기억하고 있는 수혈 전표의 이름"을 잘못 대조하는 것이다. 간호사의 기억에 의존하기 때문에 동명이인, 혹은 발음이 비슷한 환자 이름을 잘못 대조하는 일이 일어나기 쉽다.

① 원인

RCA에 의한 원인 파악의 결과가 다음과 같다.

환자가 대답한 이름과 수혈해야 하는 이름이 다른데도
대조 결과가 "동일하다"고 판단함(오대조)

↓

왜 '환자가 대답한 이름'과 '수혈해야 하는
환자의 이름'을 잘못 생각했는가?

↓

간호사가 병상 옆에서 수혈하는 환자의 이름을 파악할 수 없음

↓

왜 파악할 수 없는가?

↓

혈액제제가 어느 환자의 것인지를 혈액제제만으로는 파악할 수 없음

---

② 인과관계를 요약

혈액제제가 어느 환자의 것인지 파악할 수 없으면 간호사가 병상 옆에서 수혈하는 환자 이름을 파악할 수 없고, 환자가 대답한 이름과 수혈해야 하는 환자의 이름을 대조할 수 없다.

③ 대책

다음의 1과 2 중 하나, 또는 둘 다 취하는 것이 대책이다.

1. 혈액제제에 환자 이름이 적힌 라벨을 붙인다.
2. 병상 옆에서 (환자 이름이 나타나 있는) 수혈 전표와 혈액제제를 대조한다.

이러한 대책을 거쳐서 만들어진 새로운 프로세스는 다음과 같다.

	직종	프로세스 No.	단위 업무
추가된 프로세스	검사실 기사	0	혈액제제에 환자 이름이 적힌 라벨을 붙임
분할된 프로세스	검사실 기사	1a	(혈액은행에서) 혈액제제의 환자 이름, 제조 번호, 혈액형을 소리 내어 읽음
	간호사	1b	(혈액은행에서) 소리 내어 읽은 혈액제제의 환자 이름, 제조 번호, 혈액형을 수혈 전표의 환자 이름, 제조 번호, 혈액형과 대조함
	간호사	2	혈액제제와 수혈 전표를 간호사실에 가져감
분할된 프로세스	간호사	3a	(병동에서) 혈액제제의 환자 이름, 제조 번호, 혈액형을 소리 내어 읽음
	의사	3b	(병동에서) 소리 내어 읽은 환자 이름, 제조 번호, 혈액형을 수혈 전표의 환자 이름, 제조 번호, 혈액형과 대조함
수정한 프로세스	간호사	4	혈액제제와 수혈 전표를 환자의 병상 옆에 가져감
추가된 프로세스	간호사	5a	환자의 병상에 적힌 이름과 혈액제제의 이름을 대조함
	간호사	5b	환자가 자기 이름을 말하도록 지시함
추가된 프로세스	간호사	5c	환자가 대답한 이름을 들음
수정한 프로세스	간호사	5d	환자가 대답해서 들은 이름과 수혈 전표의 이름을 대조함

실습문제 F와 해설: FMEA(전반) (2)

수술 시 지혈 등에 사용하는 거즈를 복강 내에 남기는 의료사고가 아직도 보고되고 있다. 다음은 수술실 간호사의 업무 프로세스다. 거즈는 빈번하게 사용하지만, 타월은 사용하지 않는 곳도 많다. 회수된 타월의 수를 세지 않는 경우가 있을 수 있다.

ˋ실습문제 F-1
여기에 기재되어 있는 FM을 필요하면 수정하라.

직종	소분류	프로세스 No.	단위 업무	업무의 목적 · 기능	고장유형(FM)
간호사	수술 전 준비	1	거즈·타월을 인출함	수술에서 사용하는 거즈·타월을 준비함	거즈·타월을 인출하지 않음
간호사		2	거즈·타월을 인출한 뒤 그 개수를 인출표에 기입함	인출한 거즈·타월 개수를 기록함	거즈·타월을 남김
간호사	수술 중	3	사용이 끝난 거즈 류를 지정된 장소로 회수함	사용이 끝난 거즈 류를 세기 위해 한 장소에 모음	거즈·타월이 남겨진 것을 잊음
간호사		4	회수한 거즈·타월의 수를 셈	회수한 거즈·타월의 수를 셈	거즈·타월이 남겨진 것을 잊음
간호사		5	미사용 거즈·타월과 회수한 거즈·타월 수의 합계를 각각 인출한 수와 대조함	거즈·타월이 남겨졌는지 확인함	거즈·타월이 남겨진 것을 잊음
간호사		6	집도한 의사에게 인출한 수와 회수한 수, 미사용 수를 보고함	집도한 의사에게 거즈·타월이 남았을 가능성을 인식시킴	거즈·타월이 남겨진 것을 잊음

◢실습해설 F-1
이 프로세스는 수술 전에 준비한 거즈·타월의 수와, 사용한 뒤 회수한 거즈·타월의 수, 미사용 거즈·타월의 수가 일치하는가를 확인하는 순서다. 거즈·타월이라고 했는데, 거즈는 거의 모든 수술에서 사용하지만 타월은 사용하지 않는 수술도 많다. 따라서 타월은 세지 않는 경우도 많다. 각각의 단위 업무를 정확하게 실행하지 않으면 거즈·타월을 남기는 것을 잊게 된다. '프로세스 2'의 FM "거즈·타월을 남김"이라는 기재와 '프로세스 3~6'의 "거즈·타월이 남겨진 것을 잊음"은 FM이 아니라 'FM의 결과'다. FM은 결과가 아니라 업무의 목적·기능을 방해하는 행위다. 여기에서 FM은 각각의 지정된 단위 업무를 "실제로는 어떻게 실행했는가?" 또는 "하지 않았는가?"를 기재한다.

예를 들면 '프로세스 2'인 "인출한 거즈·타월 개수를 인출표에 기록함" 같은 단위 업무에서는 "인출표에 기입하지 않음"과 "인출표에 잘못 기입함"이 FM이 된다. 잘못 기입한 경우에도 "개수가 많게 잘못 기입", "개수가 적게 잘못 기입" 등이 있다. 양쪽의 영향이 다른 경우도 있을 수 있기 때문에 유의하기 바란다.

'프로세스 4'는 "회수한 거즈·타월의 수를 셈"이라는 단위 업무인데, 타월을 사용하지 않는 수술도 많다보니 현장에서는 거즈만 세는 경우가 많았다. 타월을 세지 않으면 잊어버릴 수도 있다.

다음에 수정 사례를 나타냈다.

(수정 사례)

직종	소분류	프로세스 No.	단위 업무	업무의 목적 · 기능	고장유형(FM)
간호사	수술 전 준비	1	거즈·타월을 인출함	수술에서 사용하는 거즈·타월을 준비함	거즈·타월을 인출하지 않음(미인출)
간호사		2	거즈·타월을 인출한 뒤 그 개수를 인출표에 기입함	인출한 거즈·타월 개수를 기록함	인출한 거즈·타월의 개수를 인출표에 기입하지 않음(미기입)
					인출한 거즈·타월의 개수보다 많은 수를 인출표에 기입함(오기입)
간호사	수술 중	3	사용이 끝난 거즈 류를 지정된 장소로 회수함	사용이 끝난 거즈 류를 세기 위해 한 장소에 모음	사용이 끝난 거즈 류를 지정된 장소로 회수하지 않음(미회수)
간호사		4	회수한 거즈·타월의 수를 셈	회수한 거즈·타월의 수를 셈	회수한 타월의 수를 세지 않음(미계산未計算)
					회수한 거즈·타월의 수를 더 많게 셈(오계산誤計算)

간호사		5	미사용 거즈·타월과 회수한 거즈·타월 수의 합계를 각각 인출한 수와 대조함	거즈·타월이 남겨졌는지 확인함	인출한 개수와 회수한 개수를 대조하지 않음(미대조)
					인출한 개수보다 미사용 및 회수한 합계수가 적은데 맞는다고 보고함(오대조)
간호사		6	집도한 의사에게 인출한 수와 회수한 수, 미사용 수를 보고함	집도한 의사에게 거즈·타월이 남았을 가능성을 인식시킴	집도한 의사에게 인출한 개수와 회수한 개수를 보고하지 않음(미보고)
					집도한 의사에게 인출한 개수보다 미사용 및 회수한 개수의 합계가 적은데 맞는다고 보고함(오보고)

┓실습문제 F-2

위에서 말한 바와 같이 각각의 FM이 업무에 미치는 영향, 환자에게 미치는 영향을 기재하라.

◢실습해설 F-2

'프로세스 2'의 "처음에 인출한 거즈 수＝(사용 거즈 수)＋(미사용 거즈 수)"이다(타월도 마찬가지이지만 이하 생략). 이러한 3요소 중 어느 하나라도 거즈 수를 기입하지 않으면 거즈가 수술대에서 회수된 것인지 알 수 없게 되기 때문에 거즈의 소재를 확인해야 한다. 그렇다고 해서 거즈가 남겨진 것은 아니다. 단, 처음에 인출한 거즈 수를 세지 않은 것을 수술의 끝부분에서 알게 된 경우에는 수를 확인할 방법이 없기 때문에 렌트겐(X레이) 촬영으로 확인하지 않으면 안 될 가능성이 높고, 인출 수를 기입하는 단계에서 실제보다 많게 기입하거나 적게 기입한 경우 "회수한 수＋미회수한 수"의 합계는 맞지 않기 때문에 확인에 시간이 걸린다. 하지만 수술 부위에 남겨진 것은 아니라고 생각할 수 있다.

'프로세스 4'의 FM에서 "회수한 타월의 수를 세지 않음(미계산)"이 있는데, 병원에서는 타월을 사용하지 않는 수술이 많다보니 거즈만 세는 수술이 많아졌다(있어서는 안 되는 일이지만, 타월을 세지 않는 곳도 있다. 타월이 남겨질 가능성이 있다).

'프로세스 5'에서 거즈의 매수 대조를 잘못한 경우에 거즈가 남겨질 가능성이 있다. 여기에서 엄밀하게 "거즈 매수 오대조誤對照"의 FM을 예로 들면 여러 개의 조합을 생각할 수 있으며, 각각에서 다른 영향이 나타난다.

거즈의 매수를 잘못 대조하는 경우로는 다음의 B, C, D의 가능성을 포함하여 많은 패턴이 있을 수 있다. B의 경우, 수가 맞지 않아서 다시 세게 된다. 또한 사용한 거즈의 수를 실제보다 많이 세었기 때문에 잔여물은 없다.

C의 경우, 회수한 개수를 실제보다 적게 세었기 때문에 회수되지 않은 거즈가 복강 내에 있을 가능성이 있지만, 계산이 맞지 않기 때문에 다시 세게 되었으므로 일반적으로는 거즈가 잔여물이 되지는 않는다. 그러나 "인출한 개수+미사용된 개수"의 합계 수를 잘못 대조하면 잔여물이 나올 가능성도 생긴다. '프로세스 5'의 FM이 이 경우에 해당된다. 거즈 잔여물이 생길 가능성이 있는 잘못된 대조에도 다양한 패턴이 있다. 거즈 잔여물이 생길 가능성이 낮은 잘못된 대조를 기재해도 의미가 없다. 잘못된 대조가 일어나지 않는 것이 중요하다. D의 경우 회수하면서 적게 센 수와 같은 만큼의 미사용 거즈를 더 많게 세면 거즈 잔여물을 잊게 된다.

	인출 수	회수 수	미사용 수	대조	잔여 가능성
A	정확하게 셈	정확하게 셈	정확하게 셈	◎	×
B	정확하게 셈	더 많게 잘못 셈	정확하게 셈	×	×
C	정확하게 셈	더 적게 잘못 셈	정확하게 셈	×	△
D	정확하게 셈	더 적게 잘못 셈	더 많게 잘못 셈	○	○

다음에 영향을 기재하는 사례를 나타냈다. 그리고 거즈·타월의 잔여물에 의한 복통과 발열 등 2차 영향이 나타난 후에 3차 영향으로

재수술을 하게 되는데, 이 표에서는 생략했다.

(기재 사례)

소분류	프로세스 No.	단위 업무	고장유형(FM)	1차 영향: FM이 업무에 미치는 영향	2차 영향: FM이 환자에게 미치는 초기 영향
수술 전 준비	1	거즈·타월을 인출함	거즈·타월을 인출하지 않음(미인출)	거의 없음(집도한 의사가 지적함)	거의 없음(거즈·타월이 없으면 집도한 의사가 지적함)
	2	인출한 거즈·타월 개수를 인출표에 기입함	인출한 거즈·타월의 개수를 인출표에 기입하지 않음(미기입)	사용한 거즈·타월의 수를 회수한 거즈·타월의 수와 대조할 수 없게 됨	수술을 끝낼 때 거즈·타월의 수를 확인할 수 없기 때문에 렌트겐(X레이) 촬영으로 확인함
			인출한 거즈·타월의 개수보다 많은 수를 인출표에 기입함(오기입)	사용한 거즈·타월의 수를 회수한 거즈·타월의 수와 대조할 수 없게 됨	수술을 끝낼 때 거즈·타월의 수를 확인할 수 없기 때문에 렌트겐(X레이) 촬영으로 확인함
수술 중	3	사용한 거즈 류를 지정된 장소로 회수함	사용이 끝난 거즈 류를 지정된 장소로 회수하지 않음(미회수)	인출한 개수와 대조 결과가 맞지 않기 때문에 거즈 류를 찾는 작업	거의 없음(거즈 류를 찾는 작업만)
	4	회수한 거즈·타월의 수를 셈	회수한 타월의 수를 세지 않음(미계산)	사용한 타월이 모두 회수되었다고 의사에게 보고할 수 없음	타월 잔여물에 의한 복통과 발열
			회수한 거즈·타월의 수를 더 많게 셈(오계산)	거즈·타월이 얼마나 남았는지 잊음	거즈·타월 잔여물에 의한 복통과 발열
	5	미사용 거즈·타월과 회수한 거즈·타월 수의 합계를 각각 인출한 수와 대조함	인출한 개수와 회수한 개수를 대조하지 않음(미대조)	사용한 거즈·타월이 모두 회수된 것을 의사에게 보고할 수 없음	거의 없음(대조하면 됨)
			인출한 개수보다 미사용 및 회수한 합계수가 적은데 맞다고 보고함(오대조)	거즈·타월이 얼마나 남았는지 잊음	거즈·타월 잔여물에 의한 복통과 발열
	6	집도한 의사에게 인출한 수와 회수한 수, 미사용 수를 보고함	집도한 의사에게 인출한 개수와 회수한 개수를 보고하지 않음(미보고)	집도한 의사가 수술을 끝낼 수 없음	거의 없음(의사가 보고하도록 지시하면 됨)
			집도한 의사에게 인출한 개수보다 미사용 및 회수한 개수의 합계가 적은데 맞다고 보고함(오보고)	거즈·타월이 얼마나 남았는지 잊음	거즈·타월 잔여물에 의한 복통과 발열

실습문제 F-3

위에 나온 표의 FM의 2차 영향을 평가하라. 또한 그 평가 결과에서 RCA와 특성요인도 등을 이용함으로써 원인을 파악하여 가장 적절한 대책을 검토하라.

◢실습해설 F-3

(1) 영향 평가

발생도: 이 사례에 관해 FM의 발생도의 통계적 데이터는 없지만, '프로세스 4'에서 거즈는 반드시 세지만 타월은 사용하지 않는 수술이 많아 세지 않는 경우가 있을 수 있기 때문에 4점, '프로세스 1'에서 거즈·타월을 인출하지 않는 경우는 거의 없기 때문에 1점, 기타 프로세스는 1회/2~5년(2점), 또는 수회/년(3점) 정도로 한다.

심각도: 환자에 대한 영향의 중대성은 이 경우 거즈·타월이 잔여물이 되기 때문에 재수술을 하게 된다. 따라서 상당히 중대한 영향이기에 8점이 된다(1, 2, 4, 8, 16점 등 5단계의 경우).

검출도: '프로세스 4' 이후에서 거즈·타월을 세지 않아 거즈·타월이 잔여물이 되었는지를 감지하기 어렵고, 최종 단계에서 간호사가 거즈 수를 확인한 결과를 잘못 보고한 경우, 이 시스템에서는 감지가 매우 어려워 좀처럼 발견할 수 없기 때문에 4점으로 했다.

위에서 말한 바를 거쳐 평가 사례를 다음과 같이 나타냈다.

(평가 사례)

소분류	프로세스 No.	단위 업무	고장유형(FM)	발생도	2차 영향: FM이 환자에게 미치는 초기 영향	심각도 B	검출도 C	위험도 A×B×C
수술 전 준비	1	거즈·타월을 인출함	거즈·타월을 인출하지 않음(미인출)	1	거의 없음(거즈·타월이 없으면 집도한 의사가 지적함)	1	1	1
	2	거즈·타월을 인출한 뒤 그 개수를 인출표에 기입함	인출한 거즈·타월의 개수를 인출표에 기입하지 않음(미기입)	1	수술을 끝낼 때 거즈·타월의 수를 확인할 수 없기 때문에 렌트겐(X레이) 촬영으로 확인함	2	1	4
			인출한 거즈·타월의 개수보다 많은 수를 인출표에 기입함(오기입)	2	수술을 끝낼 때 거즈·타월의 수를 확인할 수 없기 때문에 렌트겐(X레이) 촬영으로 확인함	2	3	12
수술 중	3	사용이 끝난 거즈 류를 지정된 장소로 회수함	사용이 끝난 거즈류를 지정된 장소로 회수하지 않음(미회수)	2	거의 없음(거즈류를 찾는 작업만)	1	2	4
	4	회수한 거즈·타월의 수를 셈	회수한 타월의 수를 세지 않음(미계산)	4	타월 잔여물에 의한 복통과 발열	8	4	128
			회수한 거즈·타월의 수를 더 많게 셈(오계산)	3	거즈·타월 잔여물에 의한 복통과 발열	8	1	24
	5	미사용 거즈·타월과 회수한 거즈·타월 수의 합계를 각각 인출한 수와 대조함	인출한 개수와 회수한 개수를 대조하지 않음(미대조)	2	거의 없음(대조하면 됨)	1	2	4
			인출한 개수보다 미사용 및 회수한 합계수가 적은데 맞다고 보고함(오대조)	2	거즈·타월 잔여물에 의한 복통과 발열	8	3	48
	6	집도한 의사에게 인출한 수와 회수한 수, 미사용 수를 보고함	집도한 의사에게 인출한 개수와 회수한 개수를 보고하지 않음(미보고)	2	거의 없음(의사가 보고하도록 지시하면 됨)	1	1	2
			집도한 의사에게 인출한 개수보다 미사용 및 회수한 개수의 합계가 적은데 맞다고 보고함(오보고)	2	거즈·타월 잔여물에 의한 복통과 발열	8	4	64

(2) 원인 파악·대책 입안

RCA 또는 특성요인도 등으로 정리하여 원인을 파악하고 대책을 입안한다. 여기에서는 일례를 개략적으로 기재하기로 하고, 간호사가 집도한 의사에게 인출한 개수와 회수한 개수, 미사용 개수를 잘못 보고하게 된 원인을 파악한다.

시설에 따라 상황은 다르지만, 예를 들어 다음과 같은 경우를 생각할 수 있다.

- 이 병원에서 수술 중 타월을 사용하지 않는 경우도 많고, 체크시트의 항목에 없거나, 타월에 관한 보고가 생략되는 경우가 있다.
- 보고 내용이 거즈, 타월, 기계, 침에 관한 것 등 다양하지만, 타월을 사용하는 수술이 한정되어 있기 때문에 타월에 관한 항목이 체크시트에 없어서 사용한 수와 회수한 수, 미사용한 수가 합치되지 않아도 "확인했다"고 보고할 위험성이 높아진다.
- 보고 방법에 관한 문서화된 절차가 없기 때문에 매수도 적고, 이따금 사용하는 타월의 정확한 매수를 보고하지 않는 일이 발생하면서 보고를 잘못할 가능성이 높아진다.

따라서 해당 사례는 검출도를 낮추기 위해 확인과 보고 방법을 개선할 필요가 있음을 나타낸다.

실습문제 G와 해설: FMEA(전반) (3)

– 대장내시경 검사 후, 병리 검사~외래 설명 프로세스 재검토

대장내시경 검사 업무는 의사의 지시로부터 검사 실시, 병리 검사, 결과 설명까지 흐름에 따라 많은 직종이 관여하고 있다. "병리 검체가 잘못되지 않았는가?" 또는 "환자에게 확실하게 결과를 설명하는 구조가 이루어져 있는가?"를 FMEA로 검증한다. 여기에서는 종이로 된 의무기록을 운용하는 병원을 전제로 한다.

(1) 업무 과정

업무 분석, 업무 개선과 관련하여 처음 해야 하는 것은 업무 현상을 파악하는 것이다. 현상을 파악하려면 업무의 시각화가 필요하고, 문서화와 도표화도 필수 항목이다. 문서화는 절차서와 매뉴얼 등을 말한다. 도표화는 업무개요도, 업무과정표, 업무흐름도 등을 말한다. 업무개요도(블록도)로 개요를 파악하여 분석해야 하는 프로세스의 업무과정표와 업무흐름도를 작성한다. 업무 전체의 업무흐름도를 갑자기 작성하기는 어렵기 때문에 단계적·순차적으로 작성해둔다.

우선 대장내시경 검사의 업무 과정 개요도를 작성한다. 이는 다음과 같은 3가지로 분류할 수 있다.

① 대장내시경(CF) 검사: 의사가 외래에서 진찰을 하고 대장내시경 검사를 지시하면, 다음 날 대장내시경 검사를 실시한다. 필요에 따라 병리 조직을 채취하여 검체를 병리과에 제출하는 과정도 있다.

② 병리 진단: 조직 검체를 접수하여 검사실 기사가 표본을 작성, 병

리 의사가 진단하여 보고서를 작성하는 과정이다.

③ 외래에서 환자에게 설명: 주치의가 환자에게 병리 검사 결과를
설명하는 과정이다.

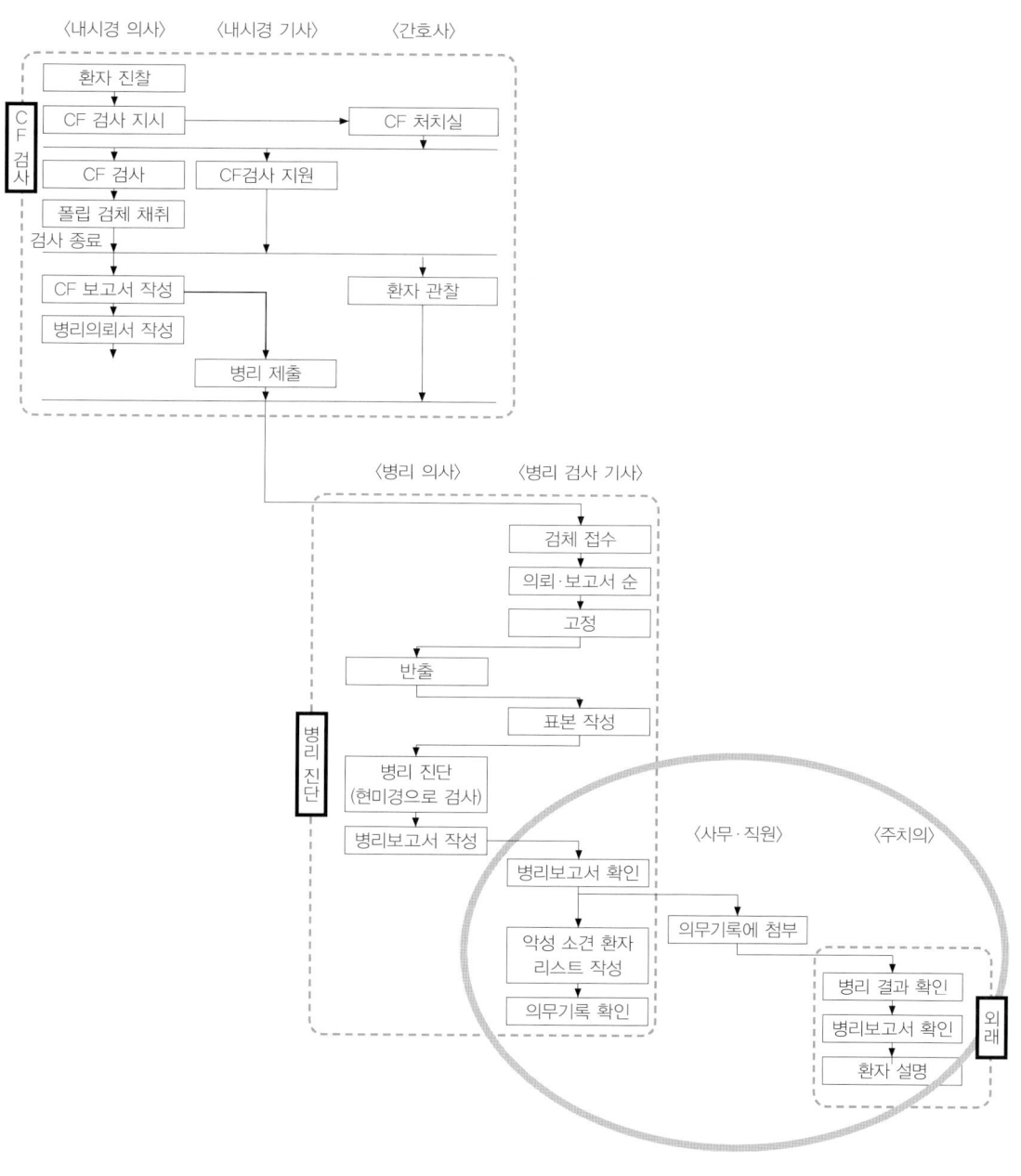

(2) 이번 FMEA에서 검토하는 과정

업무 전체를 한 번에 검토할 수 있으면 좋겠지만, 한 번에 검토하기 어려우면 중요한 점부터 순차적으로 검토한다. 그러면서 "업무 과정 중에 왜 이 프로세스를 우선 분석하는가?"를 분명하게 한다. 즉, 중요한 프로세스부터 분석해야 한다(중점 지향).

이전에 병리 조직 검체가 잘못되었다는 보도가 나온 직후 네리마 종합병원에서는 바로 대장내시경 검사 때 병리 검체를 채취한 후부터 병리과로 검체를 제출하는 흐름을 FMEA로 재검토했다.

이번에는 실선으로 두른 부분의 업무를 검토한다. 즉, 병리 의사가 표본을 현미경으로 검사하여 병리보고서를 작성하고, 외래 담당 의사가 소견을 환자에게 설명하기까지의 업무를 재검토한 것이다.

(3) 업무과정표

프로세스의 개략적 설명

'프로세스 19' 이후의 프로세스를 분석하면서 '프로세스 18'까지의 업무를 간단하게 서술한다. 대장내시경 검사를 실행하는 의사가 필요에 따라 병리 조직의 검체를 채취한다. 채취 후에 병리의뢰서에 소견 및 조직을 제출하는 이유 등을 기재한다. 특히 내시경 검사를 주의 깊게 하고 싶다면 특수염색을 의뢰하기도 한다. 병리 검사 기사는 표본을 만든다.

병리 검사 기사는 표본과 병리보고서의 번호를 맞춰 각각 순번에 따라 일렬로 나란히 놓는다. 이 프로세스에서 병리 의사는 조직 검체를 현미경으로 검사하여 의뢰서에 소견을 기재한다.

'프로세스 19'는 병리 의사가 현미경으로 보고 진단하여, 병리보고서에 소견을 기재하는 장면이다.

'프로세스 20'은 사무직원이 병리보고서를 해당 의무기록에 부착하는 장면이다.

'프로세스 21'은 외래 담당 의사가 환자에게 병리 검사 결과를 설명하는 장면이다.

이번 실습에서는 지면 사정 때문에 프로세스의 일부만을 사용하였다.

◥실습문제 G-1

다음의 '단위 업무'와 '단위 업무의 목적'을 기술하면서 빈칸을 채워라.

프로세스 No.	직종	단위 업무	업무의 목적·기능
19-1	병리 의사	병리진단보고서의 번호를 봄	병리진단보고서의 번호를 확인함
19-2	병리 의사	표본의 번호를 봄	
19-3	병리 의사	병리진단보고서의 번호와 표본의 번호를 대조함	
19-4	병리 의사	병리의뢰서의 내용을 읽음	
19-5	병리 의사	표본을 현미경으로 검사함	
19-6	병리 의사	병리진단보고서에 소견을 기재함	병리진단보고서를 작성함
20-1	사무직원	병리진단보고서를 외래 의무기록에 첨부함	병리진단보고서를 외래 의무기록에 기록함
21-1	주치의	외래 진료 시, 환자의 내시경 소견을 읽음	
21-2	주치의	외래 진료 시, 내시경 소견을 환자에게 설명함	
21-3	주치의	외래 진료 시, 외래 의무기록의 병리진단보고서를 읽음	병리 진단 결과를 인식함
21-4	주치의	외래 진료 시, 병리 진단 결과를 환자에게 설명함	병리 진단 결과를 환자에게 이해시킴

◢실습해설 G-1

'프로세스 19-2'에서 병리 의사가 표본의 번호를 보고 인식한 뒤, '프로세스 19-1'에서 인식한 병리진단보고서의 번호와 동일한지 '프로세스 19-3'에서 대조한다. '프로세스 19-4'에서 병리의뢰서의 내용을 읽은 목적은 의뢰 내용을 확인하는 것이다(특히 특수한 의뢰인 경우 중요하다). '프로세스 19-5'에서 표본을 현미경으로 검사하는 목적은 병리

진단이다. '프로세스 21–1'에서 외래에서 주치의가 내시경 소견을 읽는 목적은 (내용을) 인식하기 위해서이고, '프로세스 21–2'에서 내시경 소견을 환자에게 설명하는 목적은 내용을 이해시키기 위해서이다.

(기재 사례)

프로세스 No.	직종	단위 업무	업무의 목적 · 기능
19–1	병리 의사	병리진단보고서의 번호를 봄	병리진단보고서의 번호를 인식함
19–2	병리 의사	표본의 번호를 봄	표본의 번호를 인식함
19–3	병리 의사	병리진단보고서의 번호와 표본의 번호를 대조함	병리진단보고서의 번호와 표본의 번호가 동일한지 확인함
19–4	병리 의사	병리의뢰서의 내용을 읽음	병리 의사가 진단해야 하는 의뢰 내용을 확인함
19–5	병리 의사	표본을 현미경으로 검사함	표본을 병리 진단함
19–6	병리 의사	병리진단보고서에 소견을 기재함	병리진단보고서를 작성함
20–1	사무직원	병리진단보고서를 외래 의무기록에 첨부함	병리진단보고서를 외래 의무기록에 기록함
21–1	주치의	외래 진료 시, 환자의 내시경 소견을 읽음	내시경 진단을 인식함
21–2	주치의	외래 진료 시, 내시경 소견을 환자에게 설명함	내시경 진단을 환자에게 이해시킴
21–3	주치의	외래 진료 시, 외래 의무기록의 병리진단보고서를 읽음	병리 진단 결과를 인식함
21–4	주치의	외래 진료 시, 병리 진단 결과를 환자에게 설명함	병리 진단 결과를 환자에게 이해시킴

실습문제 G–2

  FM 기재 이 프로세스의 FM을 기재하라. 1개 업무 프로세스에 FM이 2개 이상 있는 경우는 행을 삽입하여 나누어 기재하라. 상황 (scene)은 필요에 따라 기재한다.

  '프로세스 19–5'의 FM은 여기에서 검토하지 않는다.

프로세스 No.	직종	단위 업무	상황(scene)	고장유형(FM)
19–1	병리 의사	병리진단보고서의 번호를 봄		
19–2	병리 의사	표본의 번호를 봄		

19-3	병리 의사	병리진단보고서의 번호와 표본의 번호를 대조함		
19-4	병리 의사	병리의뢰서의 내용을 읽음		
19-5	병리 의사	표본을 현미경으로 검사함		
19-6	병리 의사	병리진단보고서에 소견을 기재함		
20-1	사무직원	병리진단보고서를 외래 의무기록에 첨부함		
21-1	주치의	외래 진료 시, 환자의 내시경 소견을 읽음		
21-2	주치의	외래 진료 시, 내시경 소견을 환자에게 설명함		
21-3	주치의	외래 진료 시, 외래 의무기록의 병리진단보고서를 읽음		
21-4	주치의	외래 진료 시, 병리 진단 결과를 환자에게 설명함		

◢**실습해설 G-2**

'프로세스 19-1'과 '프로세스 19-2'에서 번호를 보지 않았을 경우 '프로세스 19-3'에서 대조하지 않은 것이 된다. '프로세스 19-1'과 '프로세스 19-2'에서 번호를 잘못 본 경우 '프로세스 19-3'에서 대조를 잘못하면 오대조가 된다. 그래서 '프로세스 19-3'의 대조하는 부분에서 '프로세스 19-1' 또는 '프로세스 19-2'에 문제가 있어도 '프로세스 19-3'에서 재검토하게 된다.

'프로세스 19-4'에서 병리 의사가 병리의뢰서의 내용을 잘못 읽었어도 표본만으로도 정확한 진단을 할 수 있기 때문에 일반적으로 문제가 되지 않는다. 그러나 특수염색이 필요하거나, 특수한 병태로 표본을 몇 장씩 작성하지 않으면 진단할 수 없는 질환 같은 경우에는 문제가 된다. '프로세스 21-2'에서 환자에게 내시경 소견을 잘못 설명한 경우에

악성·양성의 경계 영역의 경우에서는 분명한 설명을 소홀히 할 수 있다(정기적인 검사를 소홀히 할 우려). '프로세스 21-3'에서 병리 진단 결과의 악성 소견을 잘못 읽으면 "폴립의 절제단서로 악성 소견이 인정된 경우", 또는 "여러 개의 폴립 중 1개만 암이었던 경우" 등에서 잘못 읽을 우려가 있다.

여기에서는 '프로세스 19-5'의 검토는 삭제했다.

(기재 사례)

프로세스 No.	직종	단위 업무	상황(scene)	고장유형(FM)
19-1	병리 의사	병리진단보고서의 번호를 봄	의뢰 건수가 많음	병리진단보고서의 번호를 보지 않음(미견)
				병리진단보고서의 비슷한 번호와 착각함(오견)
19-2	병리 의사	표본의 번호를 봄	의뢰 건수가 많음	표본의 번호를 보지 않음(미견)
				표본의 비슷한 번호와 착각함(오견)
19-3	병리 의사	병리진단보고서의 번호와 표본의 번호를 대조함		병리진단보고서의 번호와 표본의 번호를 대조하지 않음(미대조)
				병리진단보고서의 번호와 표본의 번호가 다른데 동일하다고 봄(오대조)
19-4	병리 의사	병리의뢰서의 내용을 읽음	글씨가 난잡하여 읽을 수 없음	병리의뢰서의 내용에서 비슷한 병명을 잘못 읽음(오독)
19-6	병리 의사	병리진단보고서에 소견을 기재함	이전 환자의 슬라이드 그대로임	병리진단보고서에 다른 환자에 관한 소견을 기재함(오기재誤記載)
20-1	사무직원	병리진단보고서를 외래 의무기록에 첨부함		병리진단보고서를 외래 의무기록에 첨부하지 않음(미첨부未添附)
			같은 날 병리 진단 환자 건수가 많음	병리진단보고서를 다른 환자의 외래 의무기록에 첨부함(오첨부誤添附)
21-1	주치의	외래 진료 시, 환자의 내시경 소견을 읽음		환자의 내시경 소견을 읽지 않음(미독)
21-2	주치의	외래 진료 시, 내시경 소견을 환자에게 설명함		내시경 소견을 환자에게 설명하지 않음(미설명未說明)
			소견에서 악성일 가능성	악성일 가능성이 있는데도 양성이라는 설명을 환자에게 함(오설명誤說明)
21-3	주치의	외래 진료 시, 외래 의무기록의 병리진단보고서를 읽음	글씨가 난잡하여 읽을 수 없음	병리 진단 결과를 읽지 않음(미독)
			폴립단서 악성·양성	병리 진단 결과의 '악성'을 '양성'으로 잘못 읽음(오독)
21-4	주치의	외래 진료 시, 병리 진단 결과를 환자에게 설명함		병리 진단 결과를 환자에게 설명하지 않음(미설명)
				병리 진단 결과를 양성이라고 환자에게 설명함(오설명)

실습문제 G-3

FM이 업무에 미치는 영향과 환자에 대한 영향을 기재하라.

프로세스 No.	직종	고장유형(FM)	1차 영향: FM이 업무에 미치는 영향	2차 영향: FM이 환자에게 미치는 초기 영향
19-1	병리 의사	병리진단보고서의 번호를 보지 않음(미견)		
		병리진단보고서의 비슷한 번호와 착각함(오견)		
19-2	병리 의사	표본의 번호를 보지 않음(미견)		
		표본의 비슷한 번호와 착각함(오견)		
19-3	병리 의사	병리진단보고서의 번호와 표본의 번호를 대조하지 않음(미대조)		
		병리진단보고서의 번호와 표본의 번호가 다른데 동일하다고 함(오대조)		
19-4	병리 의사	병리의뢰서의 내용 중에서 비슷한 병명을 잘못 읽음(오독)		
19-6	병리 의사	병리진단보고서에 다른 환자에 관한 소견을 기재함(오기재)		
20-1	사무직원	병리진단보고서를 외래 의무기록에 첨부하지 않음(미첨부)		
		병리진단보고서를 다른 환자의 외래 의무기록에 첨부함(오첨부)		
21-1	주치의	환자의 내시경 소견을 읽지 않음(미독)		
21-2	주치의	내시경 소견을 환자에게 설명하지 않음(미설명)		
		악성일 가능성이 있는데도 양성이라는 설명을 환자에게 함(오설명)		
21-3	주치의	병리 진단 결과를 읽지 않음(미독)		
		병리 진단 결과의 '악성'을 '양성'으로 잘못 읽음(오독)		
21-4	주치의	병리 진단 결과를 환자에게 설명하지 않음(미설명)		
		병리 진단 결과가 악성인데 양성이라고 환자에게 설명함(오설명)		

실습해설 G-3

'프로세스 19-4'에서는 특수한 진단이 필요한 경우에 문제가 되는 것이 있다. 특수염색을 하지 않으면 특수한 내분비세포인지를 진단할 수 없는 경우가 그것이다. 단, 담당 의사는 일반적으로 지적하면 알기 때문에 남은 블록 표본에서 검사가 가능하니, 진단이 늦어지는 정도의 영향만 있을 뿐이다.

'프로세스 20-1'에서는 병리 진단 결과를 외래 의무기록에 첨부하지 않은 경우, 병리 진단을 실행했는지 알 수 없어서 설명하지 않는 경우도 있을 수 있다는 것이다. 담당 의사가 깨달은 경우라면 설명을 위해 가져오게 하느라 환자를 약간 기다리게 하는 정도로 끝나지만, 여기서는 중대한 영향을 기재해둔다.

'프로세스 21-2'의 "내시경 소견을 환자에게 설명하지 않음(미설명)"의 원인은 다양하다고 생각하는데, 이는 이 장의 마지막에서 설명한다.

(기재 사례)

프로세스 No.	직종	고장유형(FM)	1차 영향: FM이 업무에 미치는 영향	2차 영향: FM이 환자에게 미치는 초기 영향
19-1	병리 의사	병리진단보고서의 번호를 보지 않음(미견)	병리진단 보고서의 번호를 보지 않고 보고서를 작성함	자신의 결과가 다른 번호의 병리진단보고서에 기재됨
		병리진단보고서의 비슷한 번호와 착각함(오견)	다른 번호의 보고서에 병리 진단 내용을 기재함	자신의 병리진단보고서가 작성되지 않음
19-2	병리 의사	표본의 번호를 보지 않음(미견)	표본의 번호를 보지 않고 보고서를 작성함	다른 환자에 관한 진단 내용을 받음
		표본의 비슷한 번호와 착각함(오견)	다른 번호의 표본에서 보고서를 작성함	다른 환자에 관한 진단 내용을 받음
19-3	병리 의사	병리진단보고서의 번호와 표본의 번호를 대조하지 않음(미대조)	병리진단보고서와 표본의 번호를 대조하지 않고 보고서를 작성함	다른 환자에 관한 진단 내용을 받음
		병리진단보고서의 번호와 표본의 번호가 다른데 동일하다고 함(오대조)	다른 번호의 표본에 대한 보고서를 작성함	다른 환자에 관한 진단 내용을 받음
19-4	병리 의사	병리의뢰서의 내용 중에서 비슷한 병명을 잘못 읽음(오독)	의뢰 내용을 따르지 않는 진단 결과를 내놓음	필요한 진단·치료가 늦어짐
19-6	병리 의사	병리진단보고서에 다른 환자에 관한 소견을 기재함(오기재)	담당 의사가 다른 환자에 관한 진단을 본인 환자의 것으로 함	다른 환자에 관한 진단 내용을 받음
20-1	사무 직원	병리진단보고서를 외래 의무기록에 첨부하지 않음(미첨부)	외래 진료 시, 담당 의사가 병리 진단 내용을 설명하지 않음	필요한 진단·치료를 받을 수 없음
		병리진단보고서를 다른 환자의 외래 의무기록에 첨부함(오첨부)	외래 진료 시, 담당 의사가 병리 진단 내용을 설명하지 않음	필요한 진단·치료를 받을 수 없음
21-1	주치의	환자의 내시경 소견을 읽지 않음(미독)	담당 의사는 환자에게 내시경 결과를 설명하지 않음	상세한 내시경 결과에 대한 설명을 받을 수 없음

21-2	주치의	내시경 소견을 환자에게 설명하지 않음(미설명)	악성 소견이었을 때에 환자에게 전할 수 없음	필요한 진단·치료를 받을 수 없음
		악성일 가능성이 있는데도 양성이라는 설명을 환자에게 함(오설명)	내시경 재검사 일정을 잡지 않음	필요한 진단·치료를 받을 수 없음
21-3	주치의	병리 진단 결과를 읽지 않음(미독)	환자에게 병리 진단 결과를 정확하게 설명할 수 없음	병리 진단 결과에 관한 설명을 받을 수 없음
		병리 진단 결과의 '악성'을 '양성'으로 잘못 읽음(오독)	환자에게 병리 진단 결과를 정확하게 설명할 수 없음	바른 병리 진단 결과에 관한 설명을 받을 수 없음
21-4	주치의	병리 진단 결과를 환자에게 설명하지 않음(미설명)	악성 진단이었을 때 환자에게 전할 수 없음	병리 진단 결과에 관한 설명을 받을 수 없음
		병리 진단 결과가 악성인데 양성이라고 환자에게 설명함(오설명)	악성이라는 사실을 환자에게 전할 수 없음	필요한 진단·치료를 받을 수 없음

◤실습문제 G-4

FM의 발생도, 심각도(2차 영향까지), 검출도를 평가하고, 위험도를 산출하라.

프로세스 No.	직종	고장유형(FM)	발생도 A	2차 영향: FM이 환자에게 미치는 초기 영향	심각도 B	검출도 C	위험도 A×B×C
19-1	병리의사	병리진단보고서의 번호를 보지 않음(미견)		자신의 결과가 다른 번호의 병리진단보고서에 기재됨			
		병리진단보고서의 비슷한 번호와 착각함(오견)		자신의 병리진단보고서가 작성되지 않음			
19-2	병리의사	표본의 번호를 보지 않음(미견)		다른 환자에 관한 진단 내용을 받음			
		표본과 비슷한 번호와 착각함(오견)		다른 환자에 관한 진단 내용을 받음			
19-3	병리의사	병리진단보고서의 번호와 표본의 번호를 대조하지 않음(미대조)		다른 환자에 관한 진단 내용을 받음			
		병리진단보소서의 번호와 표본의 번호가 다른데 동일하다고 함(오대조)		다른 환자에 관한 진단 내용을 받음			
19-4	병리의사	병리의뢰서의 내용에서 비슷한 병명을 잘못 읽음(오독)		필요한 진단·치료가 늦어짐			
19-6	병리의사	병리진단보고서에 다른 환자에 관한 소견을 기재함(오기재)		다른 환자에 관한 진단 내용을 받음			

20-1	사무직원	병리진단보고서를 외래 의무기록에 첨부하지 않음(미첨부)	필요한 진단·치료를 받을 수 없음			
		병리진단보고서를 다른 환자의 외래 의무기록에 첨부함(오첨부)	필요한 진단·치료를 받을 수 없음			
21-1	주치의	환자의 내시경 소견을 읽지 않음(미독)	상세한 내시경 결과에 관한 설명을 받을 수 없음			
21-2	주치의	내시경 소견을 환자에게 설명하지 않음(미설명)	필요한 진단·치료를 받을 수 없음			
		악성일 가능성이 있는데 양성이라는 설명을 환자에게 함(오설명)	필요한 진단·치료를 받을 수 없음			
21-3	주치의	병리 진단 결과를 읽지 않음(미독)	병리 진단 결과에 관한 설명을 받을 수 없음			
		병리 진단 결과의 '악성'을 '양성'으로 잘못 읽음(오독)	바른 병리 진단 결과에 관한 설명을 받을 수 없음			
21-4	주치의	병리 진단 결과를 환자에게 설명하지 않음(미설명)	병리 진단 결과에 관한 설명을 받을 수 없음			
		병리 진단 결과가 악성인데 양성이라고 환자에게 설명함(오설명)	필요한 진단·치료를 받을 수 없음			

▲실습해설 G-4

　FM의 발생도, 심각도(2차 영향까지), 검출도를 평가하고 위험도를 산출한다.

프로세스 No.	직종	고장유형(FM)	발생도 A	2차 영향: FM이 환자에게 미치는 초기 영향	심각도 B	검출도 C	위험도 A×B×C
19-1	병리의사	병리진단보고서의 번호를 보지 않음(미견)	3	자신의 결과가 다른 번호의 병리진단보고서에 기재됨	4	1	12
		병리진단보고서의 비슷한 번호와 착각함(오견)	3	자신의 병리진단보고서가 작성되지 않음	4	1	12
19-2	병리의사	표본의 번호를 보지 않음(미견)	3	다른 환자에 관한 진단 내용을 받음	8	1	24
		표본과 비슷한 번호와 착각함(오견)	3	다른 환자에 관한 진단 내용을 받음	8	1	24

19-3	병리 의사	병리진단보고서의 번호 와 표본의 번호를 대조 하지 않음(미대조)	2	다른 환자에 관한 진단 내용을 받음	8	4	64
		병리진단보소서의 번호 와 표본의 번호가 다른 데 동일하다고 함(오대 조)	2	다른 환자에 관한 진단 내용을 받음	8	4	64
19-4	병리 의사	병리의뢰서의 내용에서 비슷한 병명을 잘못 읽 음(오독)	2	필요한 진단·치료가 늦 어짐	4	4	32
19-6	병리 의사	병리진단보고서에 다른 환자에 관한 소견을 기 재함(오기재)	2	다른 환자에 관한 진단 내용을 받음	8	4	64
20-1	사무 직원	병리진단보고서를 외래 의무기록에 첨부하지 않음(미첨부)	3	필요한 진단·치료를 받 을 수 없음	4	3	36
		병리진단보고서를 다른 환자의 외래 의무기록 에 첨부함(오첨부)	3	필요한 진단·치료를 받 을 수 없음	4	3	36
21-1	주치의	환자의 내시경 소견을 읽지 않음(미독)	3	상세한 내시경 결과에 관 한 설명을 받을 수 없음	4	4	48
21-2	주치의	내시경 소견을 환자에 게 설명하지 않음(미설 명)	3	필요한 진단·치료를 받 을 수 없음	8	4	96
		악성일 가능성이 있는 데 양성이라는 설명을 환자에게 함(오설명)	2	필요한 진단·치료를 받 을 수 없음	8	4	64
21-3	주치의	병리 진단 결과를 읽지 않음(미독)	2	병리 진단 결과에 관한 설명을 받을 수 없음	4	4	32
		병리 진단 결과의 악성 을 양성이라고 잘못 읽 음(오독)	2	바른 병리 진단 결과에 관한 설명을 받을 수 없 음	8	4	64
21-4	주치의	병리 진단 결과를 환자 에게 설명하지 않음(미 설명)	3	병리 진단 결과에 관한 설명을 받을 수 없음	8	4	96
		병리 진단 결과가 악성 인데 양성이라고 환자 에게 설명함(오설명)	2	필요한 진단·치료를 받 을 수 없음	8	4	64

위험도가 높은 업무 프로세스

위험도가 높은 FM에서 우선적으로 원인을 파악한다. 여기에서는 위험도(RPN) 96점인 '프로세스 21-2'와 '프로세스 21-4'를 다룬다.

'프로세스 21-2' 내시경 소견을 환자에게 설명하지 않음(미설명)

'프로세스 21-4' 병리 진단 결과를 환자에게 설명하지 않음(미설명)

① 원인

    1. 의무기록에 병리진단보고서가 첨부되어 있지 않았다.

    2. 어떠한 이유로 환자가 진료를 받지 않은 경우에는 소견이 전해지지 않는 경우도 있을 수 있다.

② 대책

    1. 의무기록의 전자화로 "첨부되지 않음" 같은 문제는 없어졌다.

    2. 조직 진단으로 '악성' 또는 '악성이 의심되는 소견'이 나온 환자의 명단을 만들어 병리 검사 기사가 매주 1회 추적한 뒤 담당 의사에게 적절하게 전한다.

부록

부록 1 네리마 종합병원에서의 FMEA 평가 기준 사례

FMEA 점수기준평가표① (심각도: 등차 1)

발생도 고장유형(FM)의 발생도		심각도 환자에 대한 최종 영향의 중대성(중증도)		검출도 FM 또는 업무에 미치는 영향을 감지할 수 있는 가능성	
5점	매우 높은 빈도로 발생함 (1회/주 정도)	5점	매우 중대한 영향이 있음[주1]	5점	난이도가 매우 높음 (발견 불가능)
4점	상당히 높은 빈도로 발생함 (1회/월 정도)	4점	상당히 중대한 영향이 있음 [주2]	4점	난이도가 상당히 높음 (좀처럼 발견할 수 없음)
3점	가끔 발생함 (수회/년 정도)	3점	비교적 중대한 영향이 있음 [주3]	3점	난이도가 비교적 '높음' (가끔 발견할 수 있음/가끔 발견할 수 없음)
2점	좀처럼 발생하지 않음 (1회/2~5년 정도)	2점	비교적 중대하지 않은 영향 이 있음[주4]	2점	난이도가 비교적 '낮음' (상당히 높은 확률로 발견 할 수 있음)
1점	거의 발생하지 않음 (1회/5년 이상 정도)	1점	영향이 없음 또는 거의 없 음	1점	난이도가 상당히 낮음 (매우 높은 확률로 발견할 수 있음)

(등차)   네리마 종합병원 2007. 4

주1 사망에 이름/신체 기능을 영구적으로 손실함
주2 신체 기능에 영구적 장애가 생김/후유증이 남음/치료 계획이 대폭 지연됨(계획 이외의 치료 등에 의
     해 월 단위로 늦어짐 등)
주3 후유증이 남지 않는다/치료 일정이 다소 늦어짐(계획 이외의 치료로 인해 주 단위로 늦어짐)
주4 후유증이 남지 않음/치료 계획이 경미하게 지연됨/간단한 처치·치료가 필요하지만 치료 계획은 지
     연되지 않음

FMEA 점수기준평가표② (심각도: 등차 2)

발생도 고장유형(FM)의 발생도		심각도 환자에 대한 최종 영향의 중대성 (중증도)		검출도 FM 또는 업무에 미치는 영향을 감지할 수 있는 가능성	
5점	매우 높은 빈도로 발생함 (1회/주 정도)	9점	매우 중대한 영향이 있음[주1]	5점	난이도가 매우 높음 (발견 불가능)
4점	상당히 높은 빈도로 발생함 (1회/월 정도)	7점	상당히 중대한 영향이 있음 [주2]	4점	난이도가 상당히 높음 (좀처럼 발견할 수 없음)
3점	가끔 발생함 (수회/년 정도)	5점	비교적 중대한 영향이 있음 [주3]	3점	난이도가 비교적 '높음'(가 끔 발견할 수 있음/가끔 발 견할 수 없음)
2점	좀처럼 발생하지 않음 (1회/2~5년 정도)	3점	비교적 중대하지 않은 영향 이 있음[주4]	2점	난이도가 비교적 '낮음'(상 당히 높은 확률로 발견할 수 있음)
1섬	거의 발생하시 않음 (1회/5년 이상 정도)	1섬	영항이 없음 또는 거의 없 음	1짐	닌이도가 상당히 낮음(매우 높은 확률로 발견할 수 있 음)

(등차)　　　　　　　　　　　　　　　　　　　　　　네리마 종합병원 2007. 4

FMEA 점수기준평가표③ (심각도: 등비)

발생도 고장유형(FM)의 발생도		심각도 환자에 대한 최종 영향의 중대성 (중증도)		검출도 FM 또는 업무에 미치는 영향을 감지할 수 있는 가능성	
5점	매우 높은 빈도로 발생함 (1회/주 정도)	16점	매우 중대한 영향이 있음[주1]	5점	난이도가 매우 높음(발견 불가능)
4점	상당히 높은 빈도로 발생함 (1회/월 정도)	8점	상당히 중대한 영향이 있음 [주2]	4점	난이도가 상당히 높음(좀처 럼 발견할 수 없음)
3점	가끔 발생함 (수회/년 정도)	4점	비교적 중대한 영향이 있음 [주3]	3점	난이도가 비교적 '높음'(가 끔 발견할 수 있음/가끔 발 견할 수 없음)
2점	좀처럼 발생하지 않음 (1회/2~5년 정도)	2점	비교적 중대하지 않은 영향 이 있음[주4]	2점	난이도가 비교적 '낮음'(상 당히 높은 확률로 발견할 수 있음)
1점	거의 발생하지 않음 (1회/5년 이상 정도)	1점	영향이 없음 또는 거의 없 음	1점	난이도가 상당히 낮음(매우 높은 확률로 발견할 수 있 음)

(등차)　　　　　　　　　　　　　　　　　　　　　　네리마 종합병원 2007. 4

부록 2 미국 VA 환자안전센터의 보건의료 FMEA(HFMEA)

(VA National Center for Patient Safety)

미국에서는 JC(The Joint Commission, 의료기관인증기구)가 1년에 1프로세스 이상의 FMEA를 요구하고 있다. VA 환자안전센터(이하 VA라고 함)는 Healthcare Failure Mode and Effect Analysis(HFMEA, 보건의료 고장유형 및 영향 분석, 보건의료 FMEA)를 개발하여 추진·권장하고 있다.

HFMEA는 먼저 분석에서 제외할 고장유형(FM, Failure Mode)을 골라내어 남은 FM 모두에 대한 원인, 영향, 대책을 검토한다는 점에서 이 책에서 나타낸 FMEA와 다르다.

이 책에서 나타낸 FMEA는 산업계에서 널리 이용되는 정통적인 FMEA에 근거하고 있다. 발생하리라 예상되는 FM을 추출하여 위험도(FM의 발생도, 심각도, 검출도의 곱의 합)를 평가해 대책을 마련할 FM의 상대적 순위를 구하는 방법이다.

VA는 의료계에서는 환자의 중증도가 높이 평가된 것, 5~10단계에서의 발생도를 예견하기가 어렵다는 점, 검출도의 정의가 적용되지 않는다는 점 등을 지적하고, 식물의 세균학적·물리적·화학적 위해 분석을 하는 방법인 HACCP[1](Hazard Analysis and Critical Control Point,

---

1) 위해 분석에서의 중요관리점'이라는 뜻. 식품의 위생 관리에 관한 방법이며, 최종 제품 검사에

위해 분석 및 중대한 조절점)의 의사결정수 분석[2](Decision Tree)을 도입했다. 먼저 위해도(hazard score) 평가표와 결정목해석을 이용하여 분석 대상에서 제외할 FM을 선정하고, 남은 FM 모두에 대한 원인, 영향, 대책을 검토한다. 결정목의 알고리즘은 위해도를 출발점으로 하여 검출도와 그 과정이 전 과정에 미치는 심각도, 또한 다른 대책으로 커버할 수 있는지 등을 고려한 다음에 대책을 마련할 FM을 결정한다.

■ HFMEA 단계

1단계 HFMEA의 대상 정의
검증할 프로세스를 명확히 정의한다.

2단계 팀을 구성
검토 사항을 숙지하는 사람과, 지도자를 포함하여 여러 부문에서 온 사람들로 구성된 팀을 구성한다.

3단계 프로세스를 도표로 나타낸다.
A 과정도(프로세스를 시계열로 나타낸 그림)를 작성하여 검증한다.
B 과정도 가운데 특별히 정해진 각각의 프로세스에 번호를 매긴다.
C 프로세스가 복잡한 경우, 관리할 수 있는 프로세스의 범위를 특별히 정해 초점을 맞춘다.
D 과정도 전부에 서브프로세스를 특별히 정해준다.

중점을 둔 기존의 위생관리법과는 다르다. 즉, 식품의 안전성에 대한 위해危害를 예상하여 관리할 수 있는 공정을 중요관리점(critical control point)으로 특별히 정하여 중점적으로 관리하는 것이다. 그럼으로써 공정 전반에서의 위해 발생을 방지하고, 제품의 안전을 확보한다.
2) 의사결정수 분석이란 다양한 조건을 기준으로, 데이터를 나뭇가지처럼 분류하는 분석법이다.

서브프로세스에 번호를 매긴다(예: 1a, 1b, …).

E 서브프로세스로 이루어진 흐름도를 작성한다.

서브프로세스에 번호를 매긴다.

(힌트: 모든 프로세스와 서브프로세스를 미리 특별히 정해두어야 한다.)

4단계 위해 분석

A '3단계'에서 특별히 정해진 서브프로세스 가운데 생각해볼 수 있는 잠재적 FM을 전부 열거한다.

이들의 FM에 번호를 매긴다[예: 1a(1), 1a(2), …].

FM을 HFMEA 워크시트에 옮겨 적는다.

[힌트: 팀의 전문 지식과 경험이 살아 있는 프로세스 단계이다. 잠재적 FM을 특별히 정해두기 위해, 환자안전센터(NCPS)의 분류(triage)/유도 설문, 브레인스토밍과 인과관계도 등 다양한 방법을 이용한다.]

B 잠재적 FM의 중증도[3]와 발생률을 결정하고, HFMEA 워크시트에 기록한다.

위해도 평가표에서 위해도를 조사하여 HFMEA 워크시트에 기록한다.

C HFMEA 의사결정수(decision tree)로 이행한다.

FM이 시정 조치를 정당화하는지의 여부를 결정하기 위해 의사결정수를 사용한다.

"진행할 것인가?", 그렇지 않으면 HFMEA 워크시트에서 "멈출 것인가?"를 기록한다.

시정 조치가 '멈춤'인 경우 '4B단계'에서 정한 다음의 서브프로세스로 간다.

---

3) 'FM의 중증도'가 아니라 'FM에 따른 영향의 중요도'이다._옮긴이 주

(주: 평점이 8 이상인 경우 '멈춤'이라는 결정을 하면 그 정당성을 반드시 문서화한다.)

D "진행한다"는 결정의 경우, HFMEA 워크시트에 기록하도록 되어 있는 각각의 FM의 이유를 전부 열거한다.

(힌트: 각각의 FM에는 원인이 여러 개일 가능성이 있다. FM은 서브 프로세스의 단계를 방해하는 모든 사항을 포함한다.

예: 노트북 컴퓨터로 로그인하는 단계 같은 경우, 생각할 수 있는 FM은 로그인이 되지 않아서 로그인이 지연되는 것이다.[4] FM의 원인은 전원이 나가서 컴퓨터를 이용할 수 없거나, 사용자용 ID로 로그인하지 않아서 등이다.)

5단계 시정 조치와 성과 측정

A FM의 원인을 배제, 제어, 수용 중 어느 것으로 할지 결정한다. HFMEA 워크시트에 이 결정을 기록한다.

B '배제' 또는 '제어'할 경우, 각 FM에 대한 대응을 기술한다.

(힌트: 가장 빨리 대응할 수 있는 프로세스 제어 방법을 설정한다. 리스크 1개에 대해 프로세스에 다양한 제어 방법을 두는 것이 좋다. 제어 방법 1개가 프로세스에 여러 번 사용되는 경우도 있다. 팀을 대표하는 것이 아니라면, 프로세스의 담당자에게 정보를 요청한다. 시설 전체에서 시행하기 전에 시험적으로 모든 권장되는 프로세스의 변화를 시뮬레이션 한다.)

C 재설계한 프로세스의 분석과 시험에 이용한 성과 척도를 정의한다.

D 권장된 조치를 완료할 책임자를 특별히 정한다.

---

4) '로그인이 늦어진 것'이 FM이 아니라, '로그인하지 않았다'는 것이 FM의 영향이라는 뜻이다. _옮긴이 주

E   최고 경영층이 권장 조치에 동의했는지 여부를 나타낸다.

표 위해도 평가표

		중증도			
발생률 (빈도)		매우 중증 (재난적)	중증	중등증中等症	경증
	자주 발생함	16	12	8	4
	가끔 발생힘	12	9	6	3
	드물게 발생함	8	6	4	2
	전혀 발생하지 않음	4	3	2	1

[출전: VA National Center Patient Safety, 허가를 받아 기재]

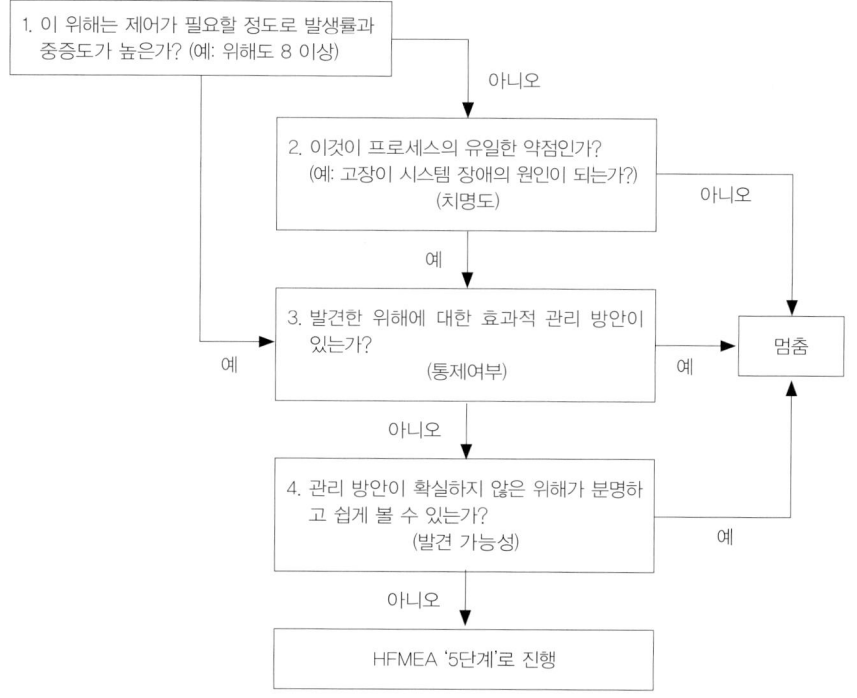

[출전: VA National Center Patient Safety, 허가를 받아 기재]

그림 HFMEA 의사결정수(Decision Tree)

참고문헌

■ 질질

1) 飯田修平(2002)：質管理原論，保健医療科学，Vol.51，No.4，pp.245–250，国立保健医療科学院

2) 飯田修平・飯塚悦功・棟近雅彦監修(2005)：医療の質用語事典，日本規格協会

3) 飯田修平・西村昭男編著(2005)：原点から考え直す医療—医療の質・医療経営の質を考える，品質月間テキスト，339，品質月間委員会 (事務局：日本科学技術連盟・日本規格協会)

4) 飯田修平編著(2011)：病院早わかり読本 (第4版)，医学書院

5) 日本品質管理学会編(2009)：新版品質保証ガイドブック，第Ⅵ部28章，日科技連出版社

6) 飯田修平・長谷川友紀監訳(2014)：医療ITと安全 (Health IT and Patient Safety) 日本評論社

■ 총체적질관리(TQM)·업무 혁신

7) 飯田修平(2002)：医療から学ぶ総合的質経営—医療の質向上活動 (MQI) の実践，品質月間テキスト，312，品質月間委員会 (事務局：日本科学技術連盟・日本規格協会)

8) 飯田修平(1999)：練馬総合病院におけるTQMの導入とその考え方—経営戦略としての医療の質向上活動 (Medical Quality Improvement：

MQI)，品質管理，Vol.50，No.5，日本科学技術連盟

9)　飯田修平(2000)：練馬総合病院におけるTQMの考え方と実践―経営戦略と
　　しての医療の質向上活動 (Medical Quality Improvement：MQI)，品質
　　管理，Vol.51，No.5，日本科学技術連盟

10)　飯田修平(2001)：練馬総合病院における総合的「質」経営の試み―医
　　療の質向上活動 (MQI：Medical Quality Improvement) の実践，病
　　院，Vol.60, No.6，医学書院

11)　飯田修平(2003)：医療における総合的質経営―練馬総合病院組織革新へ
　　の挑戦，日科技連出版社

12)　飯田修平・田村誠・丸木一成編著(2005)：医療の質向上への革新―先進6
　　病院の事例研究から，日科技連出版社

13)　飯田修平・成松亮編著(2005)：電子カルテと業務革新―医療情報システム
　　構築における業務フロ―モデルの活用，篠原出版新社

14)　飯田修平(2006)：総合的質経営における改善活動の意義―医療の質向
　　上活動(MQI)の実践，医療経営，No.348，2006年8月合併号，pp.1-
　　8，産労総合研究所

15)　飯田修平(2012)：医療のTQMハンドブック　運用・推進編　質重視の病院
　　経営の実践，日本規格協会

16)飯田修平・永井庸次編著(2012)：医療のTQM七つ道具，日本規格協会

17)飯田修平・田村誠・丸木一成著(2005)：医療の質向上への革新―先進6病院
　　の事例研究から―，日科技連出版社

■ 안전 관리

18)　飯田修平(2000)：未然防止は，柔軟に対応できる職員の養成にある，品
　　質，Vol.30, No.3，日本品質管理学会

19)　飯田修平編(2010)：医療安全管理者必携　[新版] 医療安全管理テキス
　　ト，日本規格協会

20) 高橋礼子(2004)：院内暴力にどう対処するか—練馬総合病院における院内暴力・暴言に対する取り組み，看護管理，Vol.14，No.12，pp.994–1001，医学書院

21) 佐伯みか・山崎勝巳・大良智穂・上杉宇多子・飯田修平(2006)：練馬総合病院のMQI活動事例—安全確保の取り組み，病院経営，No.348，2006年8月合併号 pp.9–14，産労総合研究所

22) 飯田修平編著(2013)：院内医療事故調査の指針　メディカ出版

■ 질 관리·신뢰성 확보 방법

23) 小野寺勝重(2006)：FMEA 手法と実践事例，日科技連出版社

24) 鈴木順二郎・牧野鉄治・石坂茂樹(1982)：FMEA・FTA 実施法，日科技連出版社

25) 飯田修平(2002)：医療の質向上 (MQI) における FMEAの適用，日病薬誌，Vol.38，No.7，pp.829–834，日本病院薬剤師会

26) 鄭敬勲・飯塚悦功(1997)：「連想」および「階層」概念の導入による効果的な故障モード予測，品質，Vol.27，No.4，pp.84–116，日本品質管理学会

27) 中條武志・久米均(1985)：作業のフールプルーフ化に関する研究—製造作業における予測的フールプルフ化の方法，品質，Vol.15，No.1，pp.41–50，日本品質管理学会

28) 金内幸子(2002)：投薬における事故の未然防止活動—信頼性手法を用いたセイフティマネジメント，クオリティマネジメント，Vol.53，No.8，pp.53–57，日本科学技術連盟

29) 金内幸子・南郷周児・山口博子・笹島由美(2002)：医療の質向上 (MQI) 活動における抗がん剤事故の未然防止—信頼性手法を用いたセーフティマネジメント，看護技術，Vol.48，No.13，pp.100–105，メデカルフレンド社

30) 遊佐洋子・川崎多恵子・若松恵子・岩崎円・飯田修平(2003)：FTA 手法を用

いた患者誤認防止の取組み—患者誤認の再構築する，クオリティマネジメント，Vol.54, No.2, pp.54-58，日本科学技術連盟

31) 飯田修平・柳川達生(2011)：シリーズ医療安全確保の考え方と手法1　RCA の基礎知識と活用事例 [第2版] [練習問題貼付き]，日本規格協会

32) 鈴木佳寿子・柳川達生・飯田修平(2003)：練馬総合病院の医療安全システムの構築—インシデント報告から RCA の実践事例，医療経営最前線　経営実践編，No.274, pp.64-72，産労総合研究所

33) 鈴木佳寿子・金内幸子・高橋由紀・鈴木麻衣子・大山由紀子・柳川達生(2004)：リスクマネジメント—院内での薬剤師の活動(24)　医療安全対策への RCA の導入と薬剤科の取り組み—インシデント報告の活用，医薬ジャーナル，Vol.40, No.3, pp.1006-1011，医薬ジャーナル社

34) 柳川達生(2002)：事故分析改善システムと RCA (Root Cause Analysis) 手法，保健医療科学，Vol.51, No.1, pp.142-149，国立保健医療科学院

35) Veterans Health Administration (VHA) National Patient Safety Handbook (2002)：Department of Veterans Affairs, Veterans Health Administration, Washington DC

36) VA National Center for Patient Safety (NCPS) のウェブサイト：http://www.patientsafety.gov/index.html
　　…HFMEA (The Healthcare Failure Mode and Effect Analysis) が公開されている.

37) 飯田修平編著(2013)：医療信頼性工学，日本規格協会

38) 飯田修平・成松亮編著(2005)：電子カルテと業務革新—医療情報システム構築における業務フロー—モデルの活用—，篠原出版新社

39) 大津亘(2009)：中小企業に役立つ FMEA 実践ガイド，日本規格協会

40) IEC 60812:2006 Analysis techniques for system reliability — Procedure for failure mode and effects analysis (FMEA) [システム信

頼性の解析技法―故障モード影響分析 (FMEA)の手順]

41)　JIS Z 8115：2000 ディペンダビリティ (信頼性) 用語

■ 보고서

42)　柳川達生·佐伯みか·飯田修平(2005)：「医療安全管理者」の標準的な養成
　　　及び活動方法の確立に関する研究「米国の退役軍人病院主催の医療安全
　　　講習とわが国の方法·内容との相達の比較検討」に関する研究：医療安全
　　　管理者の標準的な養成及び活動方法の確立に関する研究　平成16年度総
　　　括·研究報告書，pp.20–25

43)　柳川達生·長谷川友紀·城川美佳·石川雅彦(2005)：レジデントへの患者安
　　　全カリキュラム―Veterans Affairs National Center for Patient Safety
　　　主催講習会参加報告「コア·コンペテンシーに基づいた医療安全教育につい
　　　ての研究」(16-医療-038) 平成16年度総括研究報告書，pp.9–13

44)　飯田修平·柳川達生·佐伯みか(2004)：「医療安全管理者」の標準的な養
　　　成 及び活動方法の確立に関する研究　濠洲·米国の医療安全管理の実態
　　　に関する研究報告　医療安全管理者の標準的な養成及び活動方法の確立
　　　に関する研究 平成15年度総合研究報告書，pp.247–258

45)　飯田修平：厚生労働科学研究費　研究補助金　研究事業，医療技術評
　　　価総合研究事業「電子カルテ導入における標準的な業務プロ―モデルに関
　　　する研究」，主任研究者，平成15–16年度

46)　飯田修平：厚生労働科学研究費　研究補助金　医療安全·医療技術総合
　　　評価研究事業医療技術評価総合研究事業「医療情報システムを基盤とし
　　　た事務フロ―モデルによる医療の質と安全性の評価に関する研究」主任研
　　　究者，平成17–18年度

47)　飯田修平：厚生労働科学研究費　研究補助金　研究事業，医療技術評
　　　価総合研究事業「医療 IT化による医療の安定性と質の改善の評価に関す
　　　る研究」分担研究者，平成17–18年度

48) 飯田修平：厚生労働科学研究費　研究補助金　研究事業　医療技術評価
総合研究事業「医療事故発生後の医療機関の対応と紛争解決に関する研
究」分担研究者，平成17年度

49) 飯田修平：厚生労働科学研究費　研究補助金　研究事業　医療技術評価
総合研究事業「手術室における多職種間の連帯を担保する事務プロセスの
再構築によるリスク軽減と評価方法の確立と質保証に基づく安全確保に関
する研究」平成21-22年度

색인

FMEA 지도자·협력자 일람의료 안전 관리

네리마 종합병원 FMEA 지도자

이이다 슈헤이*   공익재단법인 도쿄의료보건협회 이사장, 네리마 종합병원 원장, 의료질향상연구소 소장

야나가와 다츠오*   공익재단법인 도쿄의료보건협회, 네리마 종합병원 부원장, 의료질향상연구소

가네우치 사치코*   공익재단법인 도쿄의료보건협회, 네리마 종합병원 약제과 과장

의료안전관리자 양성 연수 과정 FMEA 실습지도자·협력자

이이다 슈헤이*   공익재단법인 도쿄의료보건협회 이사장, 네리마 종합병원 원장, 의료질향상연구소 소장

야나가와 다츠오*   공익재단법인 도쿄의료보건협회, 네리마 종합병원 부원장, 의료질향상연구소

가네우치 사치코*   공익재단법인 도쿄의료보건협회, 네리마 종합병원 약제과 과장

유자 요우코   공익재단법인 도쿄의료보건협회, 네리마 종합병원 검사과 과장

오토 다다시   다마가와대학 경영학부 국제경영학과 교수

하세가와 유키   도호대학 의학부 사회의학강좌 교수

후지타 시게루   도호대학 의학부 의료정책·경영과학 조교

하야시 야스히로   사회복지법인 세이레이 복지사업단, 종합병원 세이레이 하마마츠 병원 의료안전실장(의사)

모리야마 히로시   의료법인사단 오비히로 호흡기내과병원 사무장

이와사키 미도리   사단법인 일본 심장혈압연구진흥회, 사카기바라 기념병원 의료안전관리실(간호사)

와타나베 사치코   의료법인 히토기츠 회 히가시무 요시모리모토 병원 의료안전관리실 실장(약사)

야마모토 마고토   의료법인사단 미츠나리 회 신유리가오카 종합병원 약제과

다카하시 시즈코   의료법인 데쇼 회 가메다 종합병원 의료안전관리실 실장(간호사)

(* 표시는 이 책의 집필자)

의료사고 예방 솔루션 3

환자 안전 FMEA: 기본 개념과 활용
Failure Mode and Effects Analysis

펴 냄   2015년 5월 11일 1판 1쇄 박음 / 2015년 5월 20일 1판 1쇄 펴냄
지은이   이이다 슈헤이 대표저자 / 야나가와 다츠오·가네우치 사치코 공저
옮긴이   이상일·이민자
펴낸이   김철종
펴낸곳   (주)한언
임프린트 메디캠퍼스
          등록번호 제1-128호 / 등록일자 1983. 9. 30
주 소   서울시 종로구 삼일대로 453(경운동) KAFFE빌딩 2층(우: 110-310)
          02)701-6911   팩스번호 02)701-4449
책임편집 장웅진
디자인   이찬미, 정진희, 김정호
마케팅   오영일, 조남윤, 박영준, 어윤지
이메일   haneon@haneon.com   홈페이지 www.haneon.com

* 메디캠퍼스는 (주)한언의 의료 도서 전문 임프린트입니다.
* 이 책의 무단전재 및 복제를 금합니다.
* 잘못 만들어진 책은 구입하신 서점에서 바꾸어 드립니다.
* 책값은 뒤표지에 표시되어 있습니다.

ISBN 978-89-5596-720-3   14510
     978-89-5596-696-1   14510(세트)

이 도서의 국립중앙도서관 출판예정도서목록(CIP)은 서지정보유통지원시스템 페이지(http://seoji.nl.go.kr)와
국가자료공동목록시스템(http://www.nl.go.kr/kolisnet)에서 이용하실 수 있습니다.(CIP제어번호: CIP2015012623)

한언의 사명선언문

Since 3rd day of January, 1998

Our Mission ― 우리는 새로운 지식을 창출, 전파하여 전 인류가 이를 공유케 함으로써 인류 문화의 발전과 행복에 이바지한다.

― 우리는 끊임없이 학습하는 조직으로서 자신과 조직의 발전을 위해 쉼 없이 노력하며, 궁극적으로는 세계적 콘텐츠 그룹을 지향한다.

― 우리는 정신적 · 물질적으로 최고 수준의 복지를 실현하기 위해 노력 하며, 명실공히 초일류 사원들의 집합체로서 부끄럼 없이 행동한다.

Our Vision 한언은 콘텐츠 기업의 선도적 성공 모델이 된다.

저희 한언인들은 위와 같은 사명을 항상 가슴속에 간직하고
좋은 책을 만들기 위해 최선을 다하고 있습니다.
독자 여러분의 아낌없는 충고와 격려를 부탁드립니다.
• 한언 가족 •

HanEon´s Mission statement

Our Mission ― We create and broadcast new knowledge for the advancement and happiness of the whole human race.

― We do our best to improve ourselves and the organization, with the ultimate goal of striving to be the best content group in the world.

― We try to realize the highest quality of welfare system in both mental and physical ways and we behave in a manner that reflects our mission as proud members of HanEon Community.

Our Vision HanEon will be the leading Success Model of the content group.